Lenie van den Engel-Hoek

Fütterstörungen

Ein Ratgeber für Ess- und Trinkprobleme bei Kleinkindern

Aus dem Niederländischen von
Indra Börgeling

Lenie van den Engel-Hoek

Fütterstörungen

Ein Ratgeber für Ess- und Trinkprobleme bei Kleinkindern

Aus dem Niederländischen
von Indra Börgeling

Bibliografische Information der Deutschen Nationalbibliothek
Die Deutsche Nationalbibliothek verzeichnet diese Publikation in der Deutschen Nationalbibliografie; detaillierte bibliografische Daten sind im Internet über http://dnb.d-nb.de abrufbar.

Titel der niederländischen Originalausgabe: Eet- en drinkproblemen bij jonge kinderen. Een leidraad voor logopedisten en andere hulpverleners in de gezondheidszorg.
Lizenzausgabe mit freundlicher Genehmigung:

1. Auflage 2008
ISBN 978-3-8248-0523-5

Mollweg 2, D-65510 Idstein
Vertretungsberechtigter Geschäftsführer: Dr. Ullrich Schulz-Kirchner
Fachlektorat: Prof. Dr. Jürgen Tesak †
Lektorat: Doris Zimmermann
Layout: Susanne Koch
Umschlagfoto: Ruurd Osinga
Druck und Bindung: BOD.de
Printed in Germany

Inhalt

Vorwort der Übersetzerin

Über die Fütterstörung* ist in Deutschland noch nicht viel Literatur erschienen. Obwohl laut Bundeszentrale für gesundheitliche Aufklärung (BZgA) ca. 15-20 % aller Kinder an einer leichten bis mittelschweren und 3-7 % an einer schweren Fütterstörung leiden, beschäftigen sich in Deutschland nur wenige Sprachtherapeuten und Ärzte mit diesem Störungsbild. Es scheint sowohl an Informationen für die Eltern als auch für Therapeuten und Ärzte zu mangeln, die diese Kinder behandeln (könnten). Darum halte ich dieses praxisnahe Buch, das deutlich über Fütterstörungen aufklärt und einen großen Schatz an Therapiemöglichkeiten bietet, für eine große Bereicherung der deutschsprachigen Literatur über Fütterstörungen.

Im Vergleich zum niederländischen Original wurden nur kleine Veränderungen vorgenommen, die sich auf das deutsche Gesundheitssystem beziehen, so dass das Buch auch deutschen Therapeuten einen Leitfaden zur Behandlung bietet. Des Weiteren wurde versucht, Materialien zu nutzen, die auch in Deutschland erhältlich sind. Wie sich herausstellt, können die meisten Materialien, die nicht direkt im Handel erhältlich sind, zumindest im Internet bestellt werden.

Danken möchte ich gerne der Autorin Lenie van den Engel-Hoek, die mir mit Rat und Tat zur Seite stand, und dem Schulz-Kirchner Verlag für die freundliche Zusammenarbeit.

Indra Börgeling, Winter 2006

* Im Buch wird der niederländische Begriff „eet- en drinkproblemen" nicht mit „Ess- und Trinkstörung" übersetzt, sondern der Begriff „Fütterstörung" benutzt, da eine Essstörung im Deutschen eher mit Anorexie, Bulimie usw. assoziiert wird, wohingegen der Begriff „Fütterstörung" die von der Autorin im Buch thematisierten frühkindlichen Anpassungsschwierigkeiten beim Stillen, beim Übergang zur Flaschennahrung, bei der Einführung von Beikost oder beim Essen fester Nahrung treffender wiedergibt. Der Begriff „Fütterstörung" wird auch von der Bundeszentrale für gesundheitliche Aufklärung (www.bzga-essstoerungen.de) in diesem Sinne genutzt und gewinnt unter den Logopäden/Sprachtherapeuten langsam einen größeren Bekanntheitsgrad.

Vorwort

In den letzten Jahren hat die Begleitung von Kindern mit Fütterstörungen und deren Eltern immer mehr Aufmerksamkeit erhalten. Essen und Trinken sind ein Bestandteil des gesamten Prozesses der Ernährung: erst das Essen oder Trinken, dann der Transport zum Magen, die Aufnahme und die Verarbeitung der Nahrung im Magen-Darmtrakt und schlussendlich der Stuhlgang. Um deutlich zu machen, dass es in diesem Buch in erster Linie um den ersten Teil des Ernährungsprozesses geht, wurden die Begriffe Essen und Trinken und Fütterstörung verwendet.
Logopäden werden immer öfter mit Kindern mit Fütterstörungen konfrontiert. Diese Kinder haben durch eine Frühgeburt, durch anatomische oder motorische Störungen im Mundbereich, durch körperliche Störungen oder durch den Erhalt von Sondennahrung Probleme mit dem Essen und Trinken. Durch die stark verbesserte medizinische Versorgung (u. a. der Frühchen) ist vor allem die Gruppe der Kinder, die über einen langen Zeitraum Sondennahrung erhalten, stark gewachsen. Infolge der verstärkten Nachfrage nach Unterstützung für diese Kinder entstand auch ein wachsender Bedarf an Informationen über die logopädischen Interventionsmöglichkeiten. Aus dieser Fragestellung heraus ist dieses Buch entstanden.
Es wurde für Logopädieschüler und Logopäden geschrieben, die mit Kleinkindern in Krankenhäusern, Rehabilitationseinrichtungen, Praxen, Einrichtungen für geistig Behinderte und Kindertagesstätten arbeiten. Auch können Physiotherapeuten und Krankenpfleger, die mit Kleinkindern mit Fütterstörungen arbeiten, von diesem Buch profitieren.

Während des Schreibens haben verschiedene Kollegen kritisch mitgelesen: Willy Dijkstra, Marjo van Gerven, Karen van Hulst und Marleen D`Hondt (Logopädinnen), Hans Pels (Physiotherapeut) und Sieuwke van den Hout (Ernährungsberaterin). Von ihren Kommentaren und Ergänzungen habe ich dankbar Gebrauch gemacht.
Hoffentlich gibt Ihnen dieses Buch einen Anstoß zur Vertiefung und zum Austausch mit Ihren KollegInnen, damit diese Kinder und ihre Eltern besser unterstützt werden können.

Zur zweiten Auflage
Für diese Neuauflage wurden nur geringe Korrekturen im Text vorgenommen. Die Veränderungen sind so minimal, dass von einer unveränderten Auflage gesprochen werden kann.

Zur dritten Auflage

Das Wissen über Fütterstörungen hat in den letzten Jahren eine große Entwicklung erfahren. In dieser vorliegenden Auflage wurden aufgrund dieser Entwicklungen ein paar Veränderungen vorgenommen.

1 | Einleitung

Essen und Trinken sind elementare Funktionen des Lebens. Die Versorgung von Neugeborenen richtet sich in erster Linie auf die Nahrungsaufnahme. Ein Baby, das weint und daraufhin in einer warmen, sicheren Umgebung gefüttert wird und zufrieden wieder einschläft, erhält auf diese Weise viele positive Eindrücke. Einem Kind dies nicht geben zu können und zu erleben, dass alle Bemühungen nutzlos sind, ist für Eltern eine frustrierende Erfahrung und hat großen Einfluss auf die weitere Entwicklung. Verschiedene Autoren (u. a. Arvedson & Brodsky, 1993) sehen die Nahrungsaufnahme als eine erste Erfahrung mit der totalen Kommunikation: Hunger – Weinen – Reaktion des Versorgers – Nahrung – Abnahme des Hungergefühls. Für eine erfolgreiche Entwicklung der Nahrungsaufnahme ist ein Versorger nötig, der den Informationen, die ihm das Kind gibt, vertraut und darauf reagiert. Informationen über den Zeitpunkt des Fütterns, die Vorlieben, die nötigen Pausen und darüber, ob das Kind gerade essen kann. Wenn diese Informationen nicht verstanden oder erkannt werden, kann die Kommunikation mit dem Kind gestört werden.

Die körperlichen Ursachen und Folgen der Fütterstörungen können sehr unterschiedlich sein; außerdem können Schwierigkeiten bei der Entwicklung der Mundfunktionen und Verhaltensauffälligkeiten entstehen. Bei Fütterstörungen wird häufig zu wenig Nahrung oder Flüssigkeit aufgenommen. Das kann eine verringerte Zellaktivität und eine verringerte Integration des gesamten Körpersystems verursachen. Folglich können Störungen des Wachstums, des Aktivitätsniveaus, des Appetits und der Verdauung entstehen. Diese Symptome können sich gegenseitig verstärken. Wenn nicht eingegriffen wird, entsteht ein Teufelskreis, wobei neben den Fütterstörungen auch Verhaltens- und Kommunikationsstörungen entstehen. Dann besteht die Gefahr, dass die Nahrungsaufnahme zu einer Aufgabe wird, die erledigt werden muss, ohne dass Eltern und Kind Spaß daran haben.

Kinder, die in ihrer frühen Entwicklung Probleme haben, entwickeln häufig auch eine Fütterstörung. In der englischen und amerikanischen Literatur werden diese Kinder ‚failure-to-thrive infants' genannt: nicht in der Lage, genug zu wachsen. Hierbei handelt es sich um Kinder, die in Bezug auf Größe und Gewicht mehr als -2 Standardabweichungen[1] unterhalb des Durchschnittsgewichts liegen oder über einen längeren Zeitraum weniger als 80 % des Idealgewichts wiegen. Viele

1 Bei Wachstumskurven werden Standardabweichungen berechnet. Die Standardabweichung ist eine Messgröße für die Verteilung von Messwerten rund um den Durchschnittswert einer Population. Der Standardabweichungswert ist die Anzahl der Standardabweichungen ober- und unterhalb des Durchschnittswertes. Ein Standardabweichungswert von 0 gibt dabei den Durchschnittswert wieder. Die meisten Kinder haben einen Standardabweichungswert zwischen -2 und +2.

dieser Kinder zeigen Entwicklungsdefizite. Dies wird durch die Tatsache erklärt, dass langfristige Unterernährung das Zentrale Nervensystem beeinflusst und damit auch die Entwicklung von Kognition, Motorik, Verhalten und Sprachentwicklung.
Die Begleitung von Fütterstörungen ist nicht einfach und erfordert Geduld, Einsicht und Wissen. Wichtig ist dabei:

- Nicht zu essen kann zusammenhängen mit nicht essen können, wollen, dürfen oder sich nicht trauen zu essen. Die Versorger des Kindes haben die Aufgabe, die Ursache zu erkennen und danach zu handeln.
- Das Nicht-oder-schlecht-Essen eines Kindes hat einen negativen Einfluss auf die Beziehung von Eltern/Versorgern und Kind, aber häufig auch auf die Beziehung der Eltern oder anderer Familienmitglieder untereinander.
- Es besteht immer die Gefahr, dass die Begleitung nur darauf gerichtet ist, eine möglichst große Anzahl Milliliter zu füttern. Es ist wichtig, auf die zugrunde liegende Ursache zu achten und diese zu behandeln. Die Zusammenarbeit der verschiedenen Disziplinen, die mit dem Kind arbeiten, ist dabei essenziell.

Eine frühe Begleitung von Fütterstörungen kann vielen Schwierigkeiten der weiteren Entwicklung vorbeugen. Die Begleitung sollte immer aus dem Blickwinkel einer interdisziplinären Perspektive geschehen. In verschiedenen Stadien liegen unterschiedliche Schwerpunkte, bei denen interdisziplinär mit Ärzten, Physiotherapeuten, Logopäden, Ernährungsberatern, Pflegedienst, Psychologen und Heilpädagogen zusammengearbeitet wird. Eine klare inhaltliche Absprache über die Begleitung ist dabei notwendig. In diesem Buch werden vor allem die logopädischen Möglichkeiten der Diagnostik und Begleitung oder Behandlung besprochen. Auch werden die Berührungspunkte mit den anderen Disziplinen besprochen.

Um Probleme bei der Nahrungsaufnahme erkennen zu können, muss man Kenntnisse über die normale Entwicklung des Essens und Trinkens (die primären Mundfunktionen), über die normale motorische Entwicklung und über den Zusammenhang der motorischen Entwicklung mit der sensorischen Integration haben (siehe Kapitel 2 und 3).
Die Begleitung besteht aus mehreren Komponenten: die Untersuchung und die Beobachtung, die Bestimmung der Störung, das Aufstellen des Therapieplans und die Ausführung desselben. Die Diagnostik beinhaltet in der Praxis folgende Untersuchungen, die von den verschiedenen Disziplinen ausgeführt werden: eine ausführliche medizinische Untersuchung, eine Untersuchung der Menge der aufgenommenen Nahrung, eine Untersuchung der Motorik und eine Untersuchung und Beobachtung der Fähigkeiten des Kindes beim Essen und Trinken. Zur Bestimmung der Fütterstörung (u. a. die logopädische Diagnose) können die

verschiedenen Einteilungen genutzt werden, die in Kapitel 4 besprochen werden. Die unterschiedlichen Untersuchungsmethoden werden in Kapitel 5 besprochen; dabei wird die logopädische Diagnostik ausführlich beschrieben, die der anderen Disziplinen nur kurz. Während der Aufstellung und Ausführung des Therapieplans ist es die Aufgabe des Logopäden, die Entwicklung der primären Mundfunktionen des Kindes zu begleiten und zu unterstützen. Die Rolle der Eltern ist dabei sehr wichtig. Die Elternberatung und die Möglichkeiten der logopädischen Behandlung werden in den Kapiteln 6 bis 10 besprochen.
Danach werden unterschiedliche Gruppen von Kindern besprochen, bei denen häufig Fütterstörungen auftreten. Im letzten Kapitel steht das Verhalten von Kindern mit Fütterstörungen im Mittelpunkt.
In den verschiedenen Kapiteln werden Fallbeispiele zur Illustration der Probleme besprochen.

Die logopädische Behandlung, wie sie in diesem Buch besprochen wird, kann nur dann effektiv sein, wenn die Eltern und das Kind ständig im Mittelpunkt stehen.

2 | Die normale Entwicklung von Essen und Trinken

Die Entwicklung des Essens und Trinkens, die sich während der ersten Lebensjahre des Kindes abspielt, ist ein komplexer Prozess, in dem mehrere Faktoren eine Rolle spielen. Diese Faktoren sind:

- Form und Größe der anatomischen Strukturen
  - des Mundbereiches;
  - des Larynx, der Trachea und der Lunge;
  - des Pharynx und des Ösophagus;
  - der Speiseröhre;
- Mundmotorik (primäre Mundfunktionen)
  - das Saugen und das Schlucken;
  - das Essen mit einem Löffel, das Kauen und das Trinken aus einem Becher;
  - die Koordination der Atmung mit den anderen Funktionen;
- Hungergefühl;
- Umgebung;
- Kondition;
- motorische Entwicklung.

Das Wachstum der anatomischen Strukturen (z. B. des Larynx, des Pharynx und der Lunge) und die Entwicklung ihrer Funktionen beeinflussen sich gegenseitig. Durch das Wachstum ändern sich die Größenverhältnisse und dies beeinflusst die Funktion. Die funktionellen Fähigkeiten, die am Essen und Trinken beteiligt sind, ändern sich unter dem Einfluss der neurologischen Reifung und des experimentellen Lernens. Zusätzlich spielen das Wachstum und der Schutz der Luftwege beim Prozess der Nahrungsaufnahme eine wichtige Rolle. Die Atmung und mögliche Probleme beim Atmen hängen also eng mit der Nahrungsaufnahme und den Fütterstörungen zusammen.

Außer von der Struktur und der Funktion wird die Nahrungsaufnahme auch durch kulturelle und persönliche Aspekte beeinflusst. Ansichten darüber, was bei der Nahrungsaufnahme nötig ist, sind sehr kulturell bestimmt. Die Einstellung zur Nahrungsaufnahme ist in der westlichen Kultur anders als z. B. in den Ländern der Dritten Welt.

Eltern beeinflussen ihre Kinder rund um die Nahrungsaufnahme, aber auch die Kinder beeinflussen ihre Eltern während des Erlernens von Essen und Trinken.

2.1 Die Entwicklung der anatomischen Strukturen

Der Pharynx besteht aus drei Teilen: Nasopharynx, Oropharynx und Hypopharynx. Diese drei Teile sind sowohl für die Nahrungsaufnahme als auch für die Atmung wichtig. Zwischen dem Larynx, dem Pharynx und dem Mundbereich von Kindern und Erwachsenen bestehen wichtige anatomische Unterschiede (siehe Abbildung 1).

Beim Säugling sind die Zunge, das Velum und der Teil um die Stimmlippen im Verhältnis zu den umliegenden Höhlen größer als beim Erwachsenen. Beim Säugling füllt die Zunge die gesamte Mundhöhle. Dabei sind die lateralen Wände mit sogenannten Saugpolstern bekleidet, die die Mundhöhle noch kleiner machen. Sie sorgen während des Saugens für Stabilität innerhalb des Mundes. Beim Säugling liegt der Larynx hoch und die Spitze der Epiglottis berührt oder überlappt das Velum. Hierdurch entsteht ein zusätzlicher Schutz gegen Aspiration flüssiger Nahrung. Säuglinge müssen zwangsläufig durch die Nase atmen. Während des Schluckens schließt das Velum die Nasenhöhle ab und die Stimmlippen schließen sich. Die schützende Funktion der Epiglottis entwickelt sich erst im Laufe des ersten Lebensjahres (Rommel et al., 2003). Diese anatomischen Größenverhältnisse sind ideal zum Trinken aus Brust oder Flasche. Wenn Kopf und Nacken wachsen, wird auch die Mundhöhle um die Zunge größer und die Saugpolster verschwinden. Der Larynx, der sich pränatal und im Kindesalter auf Höhe des C3 (dritter kranialer Wirbel) und C4 befindet, senkt sich im Erwachsenenalter auf das Niveau des C7 oder C8.

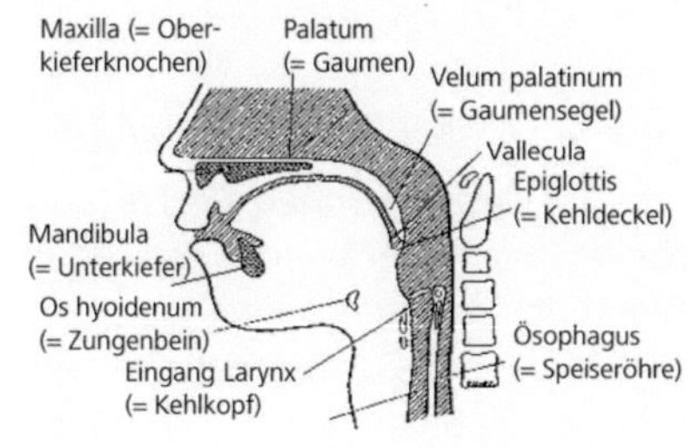

Abbildung 1a: Die schematische Darstellung des Mundbereiches von einem Kind (aus: Arvedson et al., 1993)

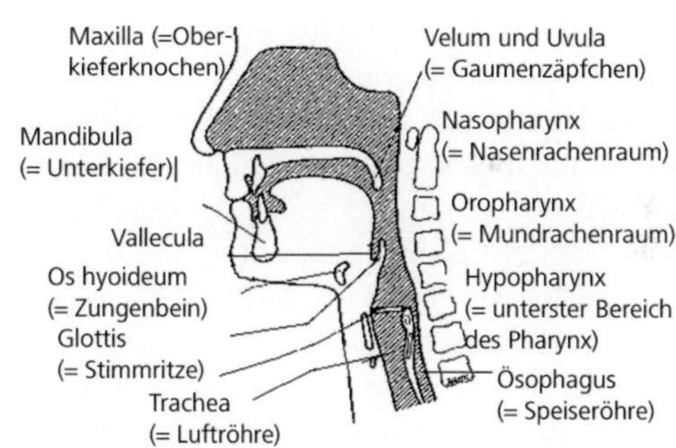

Abbildung 1b: Die schematische Darstellung des ausgewachsenen Mundbereiches (ab einem Alter von ungefähr 6 Monaten) (aus: Arvedson et al., 1993)

Zwischen dem sechsten und dem zwölften Monat kommen die ersten Zähne. Obwohl die Zähne häufig als ein wichtiger Beitrag beim Übergang zu fester Nahrung gesehen werden (Beißen und Kauen), ist dies schwierig zu belegen. Es gibt genügend Kinder, die auch ohne Zähne problemlos Brot essen können. Es wird davon ausgegangen, dass Zähne eine wichtige sensorische Quelle sind und bei der Kontrolle der Nahrung im Mund eine Rolle spielen.

2.2 Die Entwicklung vom Reflex zur willkürlichen Mundmotorik

Schon vor der Geburt können Kinder saugen und schlucken. In der Literatur (u. a. Arvedson et al., 1993) werden Bewegungen in der Gebärmutter beschrieben. Ungefähr in der zwölften Schwangerschaftswoche werden die Hände zum Mund gebracht. In der 13. Schwangerschaftswoche sind Schluckbewegungen zu beobachten, bei denen der Mund sich öffnet und die Zunge aus dem Mund kommt. Ungefähr in der 15. Schwangerschaftswoche wird an den Fingern genuckelt. Auch andere motorische Bewegungsmuster werden in der Gebärmutter wahrgenommen. Auf diese Weise verfügt das Kind schon vor der Geburt über eine breite Skala an Bewegungen. Die meisten dieser Bewegungen werden Reflexe genannt und sichern das Überleben während der Geburt. Ohne die Nahrungsreflexe wäre ein Kind nicht in der Lage, während der ersten Zeit Nahrung zu sich zu nehmen. Dennoch ist der Begriff Reflex eigentlich nicht ganz richtig, denn ein Reflex reagiert auf einen Stimulus immer auf die gleiche Art. Die Reflexaktivitäten von Säuglingen verändern sich jedoch ununterbrochen durch Lernen und Erfahren. Sensorische Stimuli (Berührungen, Geruch und Geschmack) werden immer wieder an motorische Aktivitäten gekoppelt, wodurch eine Verbindung von Sensibilität und Motorik entsteht (sensorische Integration). Durch das Lernen und Erfahren und durch die sich entwickelnde sensorische Integration verändern sich die Reflexe langsam in willkürliche, bewusste Motorik, wobei die neurologische Reifung, die Umgebung und die Möglichkeiten des Kindes eine wichtige Rolle spielen. Ingram (Ingram, 1962) nannte diese Reflexe darum neonatale Mundreaktionen. An dem komplizierten Schluckprozess sind 31 Muskeln beteiligt, die durch verschiedene Hirnnerven innerviert werden (Stevenson & Allaire, 1991). Die Reflexe des Mundbereiches werden in Reflexe zur Nahrungsaufnahme (Nahrungsreflexe) und Reflexe zum Schutz (Schutzreflexe) unterteilt.

2.2.1 Der Saug-Schluck-Reflex und die Koordination zwischen Saugen, Schlucken und Atmung

Der Saug-Schluck-Reflex ist bei der Nahrungsaufnahme der wichtigste Reflex. Das Schlucken kann in der Gebärmutter schon ab der 12.-14. Schwangerschaftswoche und das Saugen ab der 15.-18. Schwangerschaftswoche wahrgenommen werden. Nach der Geburt ist Folgendes zu beobachten: Wenn die Lippen stimuliert werden, werden diese mit einer Saugbewegung gespitzt. Wenn Flüssigkeit (Milch oder Speichel) den Gaumenbogen oder das Velum erreicht, wird der Schluckreflex ausgelöst. Obwohl ein Kind während des Saugens atmen kann, werden die Luftwege während des Schluckens abgeschlossen. Dadurch wird die Atmung unterbrochen. Bei den Reflexen und ihrer Entwicklung zur willkürlichen, bewussten Motorik spielt die Atmung eine wichtige Rolle. Da der Mund- und Halsbereich sowohl für die Atmung als auch für die Nahrungsaufnahme genutzt wird, müssen diese zwei Funktionen gut aufeinander abgestimmt sein. Wenn sich die Koordination von Saugen, Schlucken und Atmen im Laufe der ersten Lebenswochen verbessert, kann dies als Reifung des Zentralen Nervensystems angesehen werden (Weber, Woolridge & Baum, 1986).

Während des Saugens müssen nicht-nährende und nährende Saugbewegungen voneinander unterschieden werden. Bei einer nicht-nährenden Saugbewegung (z. B. beim Saugen an einem Schnuller, am Daumen oder dem Finger) wird zwar ein paar Mal gesaugt, aber nur selten geschluckt. Das Saugtempo ist dabei meist doppelt so hoch wie bei der nährenden Saugbewegung. Da hierbei nur wenig oder selten geschluckt wird, wird die Atmung fast gar nicht unterbrochen.

Aufgrund von Messungen des intra-oralen und intra-pharyngealen Drucks (Koenig, Davies & Thach, 1990) können wir während des Fütterns mit der Flasche (nährende Saugbewegung) zwei Phasen unterscheiden. Die erste Phase ist die kontinuierliche Saugphase, in der ungefähr zwei Minuten lang gesaugt und geschluckt wird, wobei die meisten Saugbewegungen an Schluckbewegungen gekoppelt sind. Meistens entstehen Serien von 10-30 Saug- und Schluckbewegungen, nach denen eine kurze Pause entsteht (Palmer, Crawley & Blanco, 1993a). Während des Saugens und während der Pausen atmet das Kind, während des Schluckens wird die Atmung unterbrochen. Manchmal ist während dieser Phase die Zeit zwischen zwei Schlucken zu kurz, um wieder mit der Atmung einzusetzen, wodurch längere Atempausen entstehen. Nach ungefähr zwei Minuten folgt die intermittierende Saugphase, in der eine Serie Saugbewegungen (bei denen Milch im Mund gesammelt wird) wiederum begleitet wird von drei bis fünf Sekunden langen Pausen, in denen nicht gesaugt wird. In dieser Phase ist ungefähr ein Drittel der Saugbewegungen an das Schlucken gekoppelt. Durch die Pausen und die geringe Anzahl der Schluckbewegungen bleibt in dieser Phase mehr Zeit für die Atmung. Wenn das Schlucken oder die Atmung zu lange dauert, können beim Trinken Probleme entstehen wie Verschlucken, Atemnot, eine Bradykardie oder eine Apnoe. Obwohl wir also von einem Saug-Schluck-Reflex sprechen, ist es nicht immer so, dass das Schlucken der Saugbewegung folgt. Deshalb können manche Kinder nicht aus einer Flasche trinken, obwohl sie gut am Finger des Versorgers oder einem Schnuller saugen. Beim Trinken aus der Flasche müssen sie sowohl das Saugen als auch das Schlucken und die Atmung gut koordinieren. Während eine

Saugbewegung nicht immer durch das Schlucken abgelöst wird, wird das Schlucken zu Beginn der Entwicklung immer durch eine Saugbewegung initiiert. Man muss sehr vorsichtig sein, wenn man einem schlecht saugenden Kind Nahrung in den Mund spritzt; die Gefahr, dass das Kind sich verschluckt, ist sehr groß.
Durch Obenstehendes ist schon deutlich, dass der Saug-Schluck-Reflex nicht immer auf die gleiche Art stimuliert werden kann. Auch die Umgebung, die neurologische Reife und die Möglichkeiten des Kindes spielen bei der Entwicklung des Reflexes eine wichtige Rolle. Des Weiteren trägt auch das Hungergefühl zur Auslösung des Reflexes bei. Je mehr das Hungergefühl sinkt, desto mehr sinkt die Intensität des Reflexes. Der Appetit wird durch das Hunger- und Sättigungszentrum des Hypothalamus geregelt (Rudolph, 1994). Hunger ist das Resultat der Integration verschiedener Inputkanäle (Geschmack, Geruch und Visus), des limbischen und kortikalen Inputs (die Stimmung) und des Feedbacks der Gedärme (schöne oder beängstigende Erfahrungen, Volumen des Magens und Hormone). Auch die falsche Reaktion der Versorger auf die Hungersignale des Kindes kann den Appetit beeinflussen.
Anfangs werden die Zungenbewegungen während des Saugens und Schluckens durch die Bewegungen des Kiefers und die anatomischen Strukturen des Mundes bestimmt: eine relativ große Zunge befindet sich in einem kleinen Mund. Wenn der Kiefer geschlossen wird, drückt die Zunge gegen den Sauger oder die Brustwarze. Danach öffnet sich der Kiefer, wodurch ein Unterdruck im Mund entsteht. Hierdurch wird Milch aus dem Sauger oder der Brust gesaugt. Sowohl der Druck der Zunge als auch der entstandene Unterdruck sind beim Saugen wichtig. Der Lippenschluss spielt während dieser ersten Monate eine untergeordnete Rolle. Die Zunge, die wie eine kleine Schüssel im Mund liegt, macht vor allem wellenartige Bewegungen. Dabei wird die Zunge zuerst nach vorne und nach oben gestreckt und dann nach hinten gezogen (Bu'Lock, Woolridge & Baum, 1990). Die Zunge folgt hierbei den Bewegungen des Kiefers. Während des Schluckens macht die Zunge eine wellenartige Bewegung nach hinten. Beim Wachstum der Mundhöhle zieht die Zunge sich teilweise zurück (ungefähr ab dem siebten Monat) und kann sich differenzierter bewegen: vertikale und laterale Bewegungen werden möglich. Auch das Verhältnis zwischen den inneren Muskeln, die für die Veränderung der Form der Zunge zuständig sind, und den äußeren Muskeln, die für die Bewegungen der Zunge zuständig sind, verändert sich. Die inneren Muskeln leisten dann einen wichtigeren Beitrag als vorher (Iskander & Sander, 2003).

Im Laufe der ersten drei bis sechs Monate wird das Saugen langsam bewusst und willkürlich. Das Schlucken bleibt während des gesamten Lebens ein Reflex. Der gesamte Schluckakt wird in drei Phasen unterteilt. In Abbildung 2 ist der Schluckakt eines Erwachsenen zu sehen.

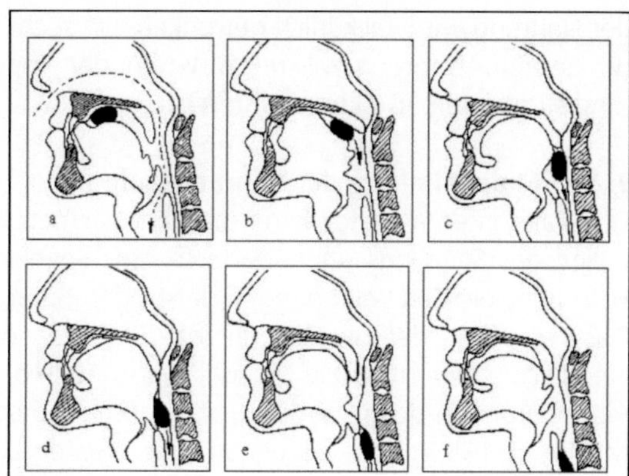

Abbildung 2: Die Phasen des Schluckens (Zeichnung: R. Kockelberg, aus: Tijdschrift voor Logopedie en Foniatrie 3, 1995)

Phase 1, bewusste und willkürliche Phase:

a Während der vorbereitenden (oralen) Phase wird der Mund geöffnet, so dass dieser Nahrung aufnehmen kann. Nach eventuellen Kaubewegungen befindet sich die Nahrung mitten auf der Zunge, die Zungenspitze bewegt sich nach oben und die Seitenränder der Zunge schließen in Richtung der Backenzähne ab. Der Unterkiefer bewegt sich nach oben.

b Während der oralen Transportphase wird der Bolus geformt und durch die wellenartige Bewegung der Zunge nach hinten transportiert.

Phase 2, bewusste und unwillkürliche Phase:

c Das Velum zieht sich nach oben, um die Nasenhöhle abzuschließen. Der oberste Teil der Kehle zieht sich leicht zusammen.

d Die Trachea bewegt sich nach oben und die Stimmlippen schließen sich, die Atmung wird unterbrochen. Gegen Ende des ersten Lebensjahres entwickelt sich meist die Kippung der Epiglottis über die Trachea (Rommel et al., 2003). Kinder sammeln oft die Nahrung in den Valleculae kurz vor Einsetzen des Schluckens (Newman, Cleveland, Blickman, Hillman & Jaramillo, 1991).

Phase 3, unbewusste und unwillkürliche Phase:

e Der Rachen kontrahiert und der oberste Sphinkter des Ösophagus entspannt sich.

f Der Bolus wird durch die peristaltischen Bewegungen des Ösophagus zum Magen transportiert.

Ein Neugeborenes trinkt die gesamte Nahrung reflexartig (d. h. auch Phase 1 und 2 geschehen reflexartig). Ein drei Monate alter Säugling beginnt die Nahrungsaufnahme reflexartig, wobei das Hungergefühl eine große Rolle spielt. Der letzte Teil der Nahrung wird willkürlich getrunken. Ein sechs Monate altes Baby trinkt meist die gesamte Nahrung willkürlich, wobei der Appetit und das Hungergefühl das Kind stimulieren, in Aktion zu treten.

2.2.2 Andere Reflexe der Nahrungsaufnahme

Den Palmomental-Reflex kann man beobachten, wenn man über den Daumenballen des Säuglings reibt. Dadurch entstehen im Mundbereich Reaktionen in Form von leichten Bewegungen der Lippen bis zu deutlichen Saugbewegungen. Das Festhalten der Hände oder das Berühren der Brust mit den Händen des Säuglings stimuliert so die Mundaktivität. Auch dieser Reflex unterliegt ständigen Veränderungen durch Lernen und Erfahren. So sehen wir ein Kind, das von der Mutter gestillt wird, in der ersten oder zweiten Lebenswoche nach Stimulierung dieses Reflexes Mundbewegungen machen und den Kopf in Richtung der Brust drehen, wenn es auf dem Schoß der Mutter liegt. Auch der Geruch spielt dabei eine Rolle. Es ist bekannt, dass ein wenige Tage altes Baby den BH der Mutter von dem BH einer anderen Frau unterscheiden kann.

Der Rooting-Reflex (auch Suchautomatismus genannt) kann beobachtet werden, wenn die Wangen oder der Mund des Kindes berührt werden. Zu Beginn der Entwicklung ist ein ungerichtetes Suchen in Richtung des Stimulus zu sehen, welches sich später in eine gerichtete Bewegung in Richtung des Stimulus verändert. Wenn die Stimulation in Form einer fließenden Bewegung von den Wangen zum Mund des Kindes gegeben wird, wird eine Serie aufeinander folgender Bewegungen vom Drehen des Kopfes bis zur Saugbewegung als Beginn des Saug-Schluck-Reflexes entstehen.

Der Palmomental-Reflex und der Rooting-Reflex sind direkt ab der Geburt vorhanden und verschwinden als Erstes wieder. Sie sind – abhängig von der Stimulation, der neurologischen Reife und der Stimulierbarkeit des Kindes – meistens zwischen dem dritten und vierten Lebensmonat verschwunden.

Der transversale Zungenreflex kann beobachtet werden, wenn das erste Drittel der Zunge (sowohl rechts als auch links) berührt wird. Die Zunge macht dann eine seitliche Bewegung in Richtung des Kiefers. Der Reflex verschwindet zwischen dem neunten und zwölften Monat, kann aber als automatische Reaktion, die unterdrückt werden kann, das gesamte Leben über bestehen bleiben. Diesen Reflex kann man zur Untersuchung einer Asymmetrie der Zunge nutzen. Um bei der Untersuchung den Saugreflex nicht auszulösen, kann man die Zunge am besten mit einem Wattestäbchen berühren. Der Reflex ist beim Kauenlernen wichtig, um den Bolus zwischen den Kiefern zu halten. Auch dieser Reflex wird nach und nach willkürlicher.

Der Beißreflex kann beobachtet werden, wenn man die Kieferränder (sowohl vorne im Mund als auch die Seitenränder) stimuliert. Dabei entstehen rhythmische Auf- und Ab-Bewegungen des Unterkiefers. Während des Trinkens werden diese

Bewegungen mit Saugbewegungen kombiniert. Der Beißreflex und der Saug-Schluck-Reflex müssen also gut aufeinander abgestimmt sein. Wenn sich das Saugen kräftig entwickelt, verschwindet das feste Beißen des Beißreflexes und das Saugen wird immer mehr durch den Unterdruck im Mund bestimmt. Der Beißreflex ist meistens bis zum sechsten Monat ganz verschwunden.

Auch bei Frühgeborenen können die Reflexe der Nahrungsaufnahme beobachtet werden, abhängig von Kondition und Zustand des Kindes. Das bedeutet aber nicht, dass diese Kinder in der Lage sind, orale Nahrung zu sich zu nehmen. Erst müssen Saugen, Schlucken und Atmung gut aufeinander abgestimmt sein. Zusätzlich muss das Frühchen die verschiedenen Stimuli, die während der Nahrungsaufnahme gegeben werden, verarbeiten können. Auch müssen Speiseröhre, Magen und Darm so weit entwickelt sein, dass sie Nahrung verarbeiten können. Bei Frühchen kann man meistens zwischen der 32. und 34. Schwangerschaftswoche mit der oralen Nahrungsaufnahme beginnen. Im Kapitel über Fütterstörungen bei Frühgeborenen wird näher auf die Möglichkeiten der oralen Ernährung bei diesen Kindern eingegangen.

2.2.3 Orale Schutzreflexe

Der Würgreflex schützt den Mund gegen Fremdkörper und kann direkt nach der Geburt stimuliert werden. Während des Würgens machen Zunge, Kiefer und Kopf vorwärts gerichtete Bewegungen und der Pharynx kontrahiert, um den Fremdkörper oder die Nahrung aus dem Mund zu befördern. Wenn man vorne im Mund den Gaumen, die Zunge oder die Kieferränder stimuliert, wird das Kind würgen, wenn es nicht saugt. Das reflexartige Saugen verhindert den Würgreflex. Das macht deutlich, dass der Reflex nur in Notsituationen auftritt, nämlich dann, wenn das Kind aus welchem Grund auch immer nicht saugen kann. Sofern das neugeborene Kind nicht saugen kann, ist der Würgreflex als Schutz vorhanden. Wenn das Kind nach dem Füttern (durch das nachlassende Hungergefühl) kaum oder keinen Saug-Schluck-Reflex mehr hat, ist der Würgreflex stärker ausgeprägt. Auch müde oder kranke Kinder haben eine stärkere Schutzreaktion. Aber auch diesen Reflex muss man im Kontext (Tageszeit, Wachheit und Stimulierbarkeit des Kindes) betrachten, um die Reaktion so gut wie möglich deuten zu können.

Im Laufe des ersten Lebensjahres macht der Würgreflex eine starke Veränderung durch. Dass das Kind die Hände zum eigenen Mund bringen kann (ab dem vierten Monat) und dass es Spielzeug mit dem Mund abtasten kann (ab dem fünften Monat), spielt hierbei eine wichtige Rolle. Unter dem Einfluss der neurologischen Reife, der Erfahrung von unterschiedlichen Stimuli im Mund und der Möglichkeit der sensorischen Integration der unterschiedlichen Stimuli wird der Reflex nicht mehr so schnell aufgerufen. Der Bereich, in dem der Reflex aufgerufen werden kann, verschiebt sich weiter nach hinten: auf die Grenze vom harten zum weichen Gaumen, auf Höhe der letzten Backenzähne, beim Gaumenbogen und dem Teil der Zunge auf Höhe des Gaumenbogens. In dieser Form bleibt er das ganze Leben über bestehen. Bei manchen Erwachsenen ist der Würgreflex nicht mehr oder kaum noch vorhanden (Cherny, 1994). Die Ursache dafür ist nicht bekannt. Der Hustreflex ist zum Schutz der Luftröhre vorhanden und tritt auf, wenn sich Nahrung oder Speichel im obersten Teil der Luftröhre befindet. Wenn das Kind während oder nach der Nahrungsaufnahme viel hustet, ist dies ein Signal dafür, dass der Schluckakt nicht gut verläuft.

2.3 Die Entwicklung der unterschiedlichen Fähigkeiten

Im Laufe der ersten zwei Lebensjahre ändern sich die Zusammenstellung der Nahrung und die Art der Nahrungsaufnahme. Anfangs trinkt das Kind aus der Flasche und/oder wird gestillt. Danach bietet man dem Kind Nahrung mit dem Löffel und verschiedene Sorten halbfester oder fester Nahrung an. Auch das Trinken wird immer öfter aus dem Becher geschehen. Wichtig ist bei diesen Entwicklungsschritten die Fähigkeit des Kindes, sich an die verschiedenen Arten der Nahrung, den Geschmack und die Temperatur anzupassen. Darin variieren zu können und komplexe motorische Bewegungen zu zeigen ist kennzeichnend für eine normale Entwicklung des Kindes.
Die folgenden Fähigkeiten lernt das Kind während der ersten zwei Jahre zu beherrschen.

2.3.1 Stillen

Im Allgemeinen wird das Stillen als die beste Art der Ernährung für den neugeborenen Säugling angesehen. Die Zusammensetzung der Muttermilch ist vollkommen auf die Bedürfnisse des Babys abgestimmt und verändert sich im Laufe des Wachstums des Kindes. Während des Stillens werden allerlei sensorische Stimuli (Geruch, Wärme, taktile, auditive und visuelle Stimuli) gleichzeitig angeboten, wodurch das Kind die Möglichkeit erhält, durch das Trinken motorisch darauf zu reagieren. Gerade die Motorik betreffend bestehen einige Missverständnisse über den Unterschied vom Füttern mit der Flasche und dem Stillen. Oft wird davon ausgegangen, dass es für das Kind leichter ist, aus der Flasche zu trinken als an der Brust. Dem ist jedoch nicht so. Die Form der Brustwarze kann sich an die Saugkraft und die Zungenbewegungen des Säuglings anpassen. Dadurch kann das Kind leichter mit dem Trinken beginnen. Auch während der Trinkpausen bleibt die Brustwarze zwischen Gaumen und Zunge platt gedrückt, während der Sauger beim Füttern mit der Flasche nicht eingedrückt wird (Weber et al., 1986). Deswegen hat das Stillen gerade bei Kindern, die Saugen, Schlucken und Atmung nicht gut aufeinander abstimmen können, viele Vorteile. Das Kind hat mehr Gelegenheit, das Tempo zu bestimmen als beim Füttern mit der Flasche, bei der die Milch mit einer konstanten Menge ausströmt. Auch bei Frühgeborenen geben immer mehr Krankenhausabteilungen dem Stillen gegenüber dem Füttern mit der Flasche den Vorzug. Die WHO (World Health Organisation) rät, bei Frühgeborenen ab der 32. Schwangerschaftswoche und bei einem Gewicht von 1300 Gramm mit dem Stillen zu beginnen.

Beim Stillen wird meist mit dem Probefüttern begonnen, was bedeutet, dass gefüttert wird, wenn das Kind z. B. durch Weinen zeigt, dass es Hunger hat. Anfangs wird das ungefähr alle drei Stunden sein, aber es gibt auch Kinder, die deutlich öfter oder seltener Hunger haben. Das Probefüttern stimuliert die Entwicklung des Hungergefühls und die Interaktion zwischen Eltern und Kind.

Meistens passen Säuglinge ihre Saugtechnik an die Milchmenge an, die aus der Brust oder aus der Flasche kommt. Falls nur dann Milch aus der Brust kommt, wenn daran gesaugt wird, bleibt die Zunge meist im Mund. Durch die wellenartige Bewegung entsteht ein Unterdruck im Mund. Meist sind die Lippen rund um die Brustwarze oder den Warzenvorhof geschlossen. Diese Art des Saugens kann man meistens beim Stillen beobachten. Wenn die Milchmenge größer ist (das passiert manchmal zu Beginn), wird sich der Mund ein wenig mehr öffnen und die Bewegungen des Kiefers und der Zunge sind weniger kräftig. Diese Saugtechnik ähnelt sehr der Technik, die beim Trinken aus der Flasche angewendet wird. Falls es dem Säugling schwerfällt, sich daran anzupassen, kann es sinnvoll sein, zuerst ein wenig Milch abzupumpen (siehe Kapitel 7 über Probleme beim Füttern mit der Flasche und beim Stillen).

2.3.2 Füttern mit der Flasche

Im Prinzip können Kinder direkt nach der Geburt aus der Flasche trinken. Meistens wird dann ein kleiner Sauger ausgesucht, der so weit wie möglich der Form einer Brustwarze ähnelt (NUK-Sauger Größe 1 oder AVENT-Sauger). Die Zusammensetzung der Flaschennahrung ist so gut wie möglich auf die Bedürfnisse des Säuglings abgestimmt, aber trotzdem fehlen ihr ein paar Elemente, die in der Muttermilch vorhanden sind. Auch während des Trinkens aus der Flasche bestehen die Saugbewegungen anfangs aus wellenartigen Bewegungen der Zunge, wobei der Kiefer sich öffnet und schließt (rhythmischer Beißreflex). Manchmal ist die Zunge dabei zwischen den Lippen zu sehen. Die Lippen werden nicht vollkommen geschlossen. Später wird die Auf- und Ab-Bewegung der Zunge beim Saugen stärker, wobei sich der Kiefer weniger bewegt als vorher und die Lippen sich besser schließen. Diese Bewegungen werden durch das Wachstum der Mundhöhle möglich. So kann im Mund ein Unterdruck entstehen und die Nahrung eingesaugt werden. Die Zunge kommt dabei meistens nicht mehr über die Lippen hinaus. Im Laufe der ersten Monate werden oft ein größerer Sauger, ein kiefergerecht geformter Sauger oder ein Sauger genutzt, der drei verschiedene

Einstellungen hat. Im Allgemeinen haben Kinder mit dem Übergang von einem Sauger zum anderen keine Probleme.

2.3.3 Füttern mit dem Löffel

Im Gegensatz zum Trinken an der Brust oder der Flasche ist der Lippenschluss während des Fütterns mit dem Löffel umso wichtiger. Das Anreichen von kleinen Mengen Brei oder püriertem Gemüse oder Obst gelingt am besten, wenn die Reflexaktivität abgenommen hat und die Motorik des Mundes willkürlich wird. Zusätzlich muss eine stabile Lagerung des Kopfes und des Rumpfes angeboten werden, z. B. durch einen Maxi Cosi, eine Baby-Sitzwippe oder auf dem Schoß. Auch die Empfindlichkeit im Mundbereich muss abgenommen haben, um verschiedene Geschmacksrichtungen und Zusammenstellungen vertragen zu können. Der beste Zeitpunkt, um mit dem Füttern mit dem Löffel zu beginnen, ist für jedes Kind verschieden; meistens kann zwischen dem vierten und sechsten Monat begonnen werden. Nach ein paar Versuchen wird das Kind den Mund bewusst öffnen, wenn es den Löffel sieht. Anfangs wird die Nahrung unter Einfluss des Saugreflexes vom Löffel gelutscht. Da die Zunge zu Beginn noch nach vorne gerichtete wellenartige Bewegungen macht, wird ein Teil der Nahrung wieder nach draußen gestoßen. In der darauf folgenden Phase werden das Öffnen des Mundes, das Abstreichen des Löffels mit der Oberlippe und das Transportieren der Nahrung mit der Zunge nach hinten immer effektiver. Variationen und Anpassung an Umstände sind auch beim Füttern mit dem Löffel ein Zeichen einer sich normal entwickelnden Mundmotorik. Sowohl das Anbieten der Nahrung in unterschiedlichen Zusammenstellungen als auch mit verschiedenen Löffeln bereitet den meisten Kindern keine Probleme.

In dieser Phase ist das Lallen stark an die Stimulation im Mundbereich gekoppelt, sowohl durch Nahrung als auch durch Spielzeug oder die Hände. Auch hier kann das Kind seine Möglichkeiten zur komplexen Motorik zeigen.

2.3.4 Kauen

Abhängig von den motorischen Fähigkeiten und der Entwicklung der Sensibilität des Kindes kann ab dem siebten oder achten Monat feste Nahrung angeboten werden. Anfangs bieten Eltern Nahrung an, die schnell weich wird. Dadurch kann das Kind die Nahrung lutschend verarbeiten. Auf diese Weise gewöhnt sich das Kind an feste Nahrung. Meistens sieht man aufgrund der Gewöhnung eine Abnahme der Sensibilität des Mundbereichs und einen nach hinten verlagerten Würgreflex. Nach einer Phase, in der an fester Nahrung vor allem gelutscht wird, macht das Kind nach und nach unter Einfluss der automatischen transversalen Zungenreaktionen mehr Zungenbewegungen nach rechts und links. So wird die Nahrung zwischen die Zähne geschoben. Dadurch bekommt das Kind die Gelegenheit, die Nahrung zu kauen, wobei die Zunge und die Wangen die Nahrung

zwischen den Kiefern halten. Die Kaubewegungen bestehen hauptsächlich aus vertikalen Bewegungen des Unterkiefers mit seltenen kleinen Bewegungen nach links und rechts. Wenn genug gekaut wurde, kommt der Bolus wieder auf die Zunge und wird durch die wellenförmige Bewegung der Zunge nach hinten transportiert und geschluckt. Kurz vor dem Schlucken ist im Mundbereich eine leicht saugende Bewegung zu beobachten, durch die Speichel und Nahrung gesammelt werden.
Zu Beginn der Entwicklung ist das Kauen nicht immer effektiv genug, wodurch manchmal zu große Stücke geschluckt werden. Hierbei spielen dann Lernen, Erfahren und sensorisches Feedback eine wichtige Rolle: Das Kind lernt nach und nach, wann es genug gekaut hat. Bei einer sich normal entwickelnden Mundmotorik wird manchmal ein Würgreflex als Warnung vor zu großen Stücken auftreten. Dies kann als ein gutes Zusammenspiel von Sensibilität und Motorik betrachtet werden. Kinder, die regelmäßig ihre eigenen Hände und das Spielzeug in ihren Mund gebracht haben, haben keine Schwierigkeiten damit, feste Nahrung in ihren Mund zu bringen. Anfangs wird dabei an der Nahrung gelutscht, später wird das Kind mit den Schneidezähnen kleine Stücke abbeißen.
Auch während des Kauens machen Kinder häufig Geräusche, durch die ein Lallen entsteht. Auch dies zeigt die Komplexität der sich normal entwickelnden Motorik.

2.3.5 Trinken aus einem Becher

Der Zeitpunkt, an dem man dem Kind Flüssigkeiten aus einem Becher anbietet, ist sozial und kulturell bestimmt und abhängig von den Anforderungen, die die Umgebung stellt. Ab dem achten bis zehnten Monat kann ein Kind kleine Schlucke aus einem Becher trinken. Oft kann man dabei dieselben Lutsch- und Saugbewegungen wie beim Trinken aus der Flasche beobachten. Meist dauert es ein paar Wochen bis Monate, bis ein Kind gut aus einem Becher trinken kann: Mund öffnen, einen kleinen Schluck in den Mund nehmen und die Lippen schließen, während der Becher aus dem Mund genommen wird, um nicht zu kleckern. Dann kann die Flüssigkeit geschluckt werden. Weil dies eine schwierige motorische Aktivität ist, werden oft sogenannte Schnabeltassen benutzt, an denen das Kind lutschen kann, vergleichbar mit dem Trinken aus der Flasche. Der Nachteil dieser Tassen ist, dass eine nach vorne gerichtete Bewegung der Zunge provoziert wird, während in dieser Phase die Zunge beim Schlucken eigentlich im Mund bleiben sollte. Des Weiteren landet die Flüssigkeit durch diesen Becher auf dem zweiten Drittel der Zunge, der normale Start des Schluckens kann nicht ausgeführt werden. Wenn das Kind einige Schlucke aus einem normalen Becher trinken kann, wird es auch schnell den Schritt zum Trinken von mehreren Schlucken nacheinander machen können. Das Lernen des selbstständigen Trinkens dauert meist länger als das Lernen des selbstständigen Essens von fester Nahrung, weil hier zusätzlich zu der schwierigen mundmotorischen Aktivität die Koordination von Arm und Hand gefordert wird.

2.3.6 Trinken mit einem Strohhalm

Das Trinken mit einem Strohhalm ist eine motorische Fertigkeit, die Kinder zwischen dem zwölften Monat und dem 2. Lebensjahr lernen. Anfangs schieben Kinder den Strohhalm zu weit in den Mund. Dadurch, dass die Zunge um den Strohhalm gelegt wird, wird die Flüssigkeit nach oben gelutscht. Später entsteht ein besseres Zusammenspiel von Kiefer, Lippen und Zunge, wobei ein Unterdruck im Mund entsteht. Das Trinken mit einem Strohhalm wird anfangs gekennzeichnet durch Schwierigkeiten beim Hochsaugen oder das Kind saugt zu viel auf einmal in den Mund oder verschluckt sich. Erfahrung und propriozeptives Feedback machen es dem Kind möglich, Saugen und Schlucken gut aufeinander abzustimmen.

2.4 Der Speichel

Während des Essens und Trinkens, der Nahrungsverdauung, zum Schutz des Gebisses und zum Feuchthalten des Mundes zum Sprechen spielt der Speichel eine wichtige Rolle. Die Speicheldrüsen des Mundes[1] produzieren zusammen zwei verschiedene Sorten Speichel: Dünnen Speichel, der in erster Linie den Mund feucht halten soll, um Nahrung zu verarbeiten und zu sprechen, und dicken Speichel vor allem zum Schutz der Zähne. Bei Austrocknung, Mundatmung oder wenn ein Kind nicht kaut, wird der Speichel oft dicker und damit schwieriger zu schlucken. Auch Milchprodukte machen den Speichel dicker und zäher.

Anfangs wird das Speichelschlucken durch die reflexartige Aktivität des Saugens und Schluckens ausgelöst. Im Laufe der ersten zwei Lebensjahre lernt das Kind, den Speichel durch kleine Zungenbewegungen im Mund zu sammeln und rechtzeitig zu schlucken. Der Zeitpunkt, zu dem ein Kind dies vollkommen beherrscht, ist abhängig von der Mundmotorik, der Sensibilität und der Entwicklung der Grobmotorik.

2.5 Die Nahrungsmenge während des ersten Lebensjahres

Die Nahrungsmenge ist vom Alter, vom Gewicht, von der Kondition, von den Bedürfnissen und der Gesundheit des Kindes abhängig. Neugeborenen gibt man 85 ml Muttermilch oder Flaschennahrung pro Kilogramm Körpergewicht. Kinder, die jünger als drei Monate sind, erhalten 140-160 ml pro Kilogramm Körperge-

1 Die Ohrspeicheldrüsen münden beim zweiten oberen Backenzahn aus, die Unterkieferspeicheldrüsen münden unterhalb der Zungenspitze aus und die Unterzungenspeicheldrüsen münden an den Seiten der Zunge aus.

wicht und Kinder zwischen drei Monaten und zwei Jahren erhalten 100-120 ml pro Kilogramm Körpergewicht (C. Young in Arvedson et al., 1993). Aus Erfahrung wissen wir, dass Kinder, die zwischen dem dritten und neunten Monat schlecht trinken, häufig zwischen 600 und 700 ml stagnieren, wobei diese Kinder angemessen wachsen. Eine genaue Kontrolle des Wachstums, des Gewichts und der Zusammenstellung der Nahrung durch einen Kinderarzt kann für die Eltern eine gute Unterstützung sein, so dass diese nicht ständig versuchen, dem Kind mehr zu geben, als es braucht (siehe auch Kapitel 6, Elternberatung).
Neben der minimalen Menge ist auch die Zusammensetzung der Muttermilch oder Flaschennahrung wichtig, in der genügend Fette, Kohlenhydrate, Eiweiß, Vitamine und Spurenelemente enthalten sein müssen. Bei gestillten Säuglingen sollte man ab der zweiten Woche täglich Vitamin D und K hinzufügen. In besonderen Situationen, z. B. bei schwer kranken Kindern oder bei Kindern, die eine Diät einhalten müssen, ist es immer wichtig, einen Kinderarzt einzuschalten, um die Nahrung zusammenzustellen.

2.6 Die Nahrungskonsistenz während der ersten 18 Monate

Tabelle 1 zeigt eine Übersicht über die Nahrungskonsistenz während der ersten eineinhalb Lebensjahre. Der Geschmack, die Temperatur und die Zusammenstellung der Nahrung werden in der Tabelle nicht behandelt, da dies stark von der Familie, der Kultur, den Ratschlägen des Kinderarztes und dem Geschmack des Kindes abhängt. Im Allgemeinen lässt sich sagen:

- Säuglinge scheinen süße Nahrung leichter zu schlucken als saure Nahrung.
- Zu Beginn des Fütterns mit dem Löffel scheinen Kinder neutrale Nahrung besser zu akzeptieren als Nahrung mit einem deutlichen Geschmack.
- Lauwarme Nahrung (Gemüse oder Obst) wird leichter akzeptiert als kalte Nahrung. Wenig Geschmack und lauwarme Temperatur haben die meiste Ähnlichkeit mit Speichel und werden deshalb am besten akzeptiert.
- Kinder, die eine (möglicherweise) erbliche Veranlagung für Asthma, ein Ekzem oder eine Nahrungsmittelallergie haben, erhalten in den ersten sechs Monaten besser nur Muttermilch. Wenn das nicht gelingt, ist es sinnvoll, auf hypoallergene Säuglingsnahrung umzuschalten. Danach sollte man sich vom Kinderarzt über die Zusammenstellung der Nahrung[2] beraten lassen. Dies gilt auch für Kinder, die oft spucken oder Durchfall haben (Vlieg-Boerstra & Melse-Velema, 1998).

2 Hierüber wurden im ‚Landelijke Standaard voor de diagnose en behandeling van voedselovergevoeligheid bij zuigelingen op het consultatiebureau' (1996, korrigiert im Jahr 1998) Absprachen getroffen.

Tabelle 1

Alter (Monate)	Nahrung	Motorische Aktivität
0-6	Flüssig	Saugen aus der Flasche/Brust
4-6	Pürierte Nahrung	Abstreifen vom Löffel, noch nicht immer willkürlich
5-7	Grob pürierte Nahrung	Die Oberlippe bewegt sich, um die Nahrung vom Löffel zu streifen
	Feste Nahrung, die schnell weich wird (Babykekse, Reiswaffeln*)	Lutschen/Kauen tritt auf
	Weiche, kaubare Nahrung (z. B. gekochte Kartoffeln oder Möhren)	
8-12	Verkleinerte Nahrung mit kleinen Stückchen (halbfest)	Aktivität der Oberlippe beim Füttern mit dem Löffel, variierende Zungenbewegungen
	Feste Nahrung, wobei aktive Kaubewegungen nötig sind (Brot, kleine Stücke Obst)	Nahrung kann mithilfe der Zunge an die Seiten befördert werden
	Dickflüssiges oder Flüssiges aus einem Becher	Trinken aus einem Becher bei willkürlicher Öffnung des Mundes, kleine Schlucke
12-18	Grob zerkleinertes Essen, Fleisch, ungekochtes Gemüse und Obst	Die Zunge bewegt sich zu beiden Seiten im Mund
	Nahrung, die auch während des Kauens zusammenhält (z. B. getrocknete Aprikosen oder kleine Stücke Fleisch)	Kräftiges Kauen

* Es wird geraten, nicht vor dem sechsten Monat mit glutenhaltigen Nahrungsmitteln zu beginnen.

3 | Der Zusammenhang von Gesamtmotorik, Mundmotorik und sensorischer Integration

Essen, Trinken und die Mundmotorik sind Bestandteile der Gesamtmotorik des Kindes. Während der Entwicklung bilden sich die motorischen Fähigkeiten immer weiter aus, durch die das Kind unabhängiger wird und mehr und mehr in der Lage ist, sich an die sozialen Umstände anzupassen. Die Entwicklung ist ein Zusammenspiel aus Wachsen, Lernen, Erfahren und Interaktion mit der Umgebung. Dem Kind werden auf verschiedenste Art Stimuli (Berührungen, Geräusche, passive Bewegungen und visuelle Stimuli) angeboten, die es verarbeiten muss. Die Fähigkeit, Informationen von außen und vom Körper aufzunehmen, zu selektieren, zu verbinden und darauf adäquat zu reagieren wird sensorische Integration genannt: „The organisation of sensation for use" (Ayres, 1979). Neugeborene reagieren noch häufig reflexartig auf Stimuli. Im Laufe der Entwicklung wird dies immer willkürlicher und bewusster. Das Kind lernt auch, auf welche Stimuli es reagieren muss und auf welche nicht. Wenn das Kind eine gute sensorische Integration hat, kann es zielbewusst auf seine Umgebung Einfluss nehmen (‚adaptive response'). Dies ist möglich, da das Gehirn gut in der Lage ist, sensorische Informationen zu organisieren und eine Basis für Aktion zu legen.
In diesem Kapitel werden Motorik, Mundmotorik und ein paar Aspekte der sensorischen Integration besprochen, um Kinder mit Fütterstörungen besser verstehen zu können.

3.1 Die Entwicklung der Gesamtmotorik und der Mundmotorik

Die motorische Entwicklung ist von Geburt an bis zum Erwachsenenalter u. a. von der Reifung des Zentralen Nervensystems abhängig. Die Haltung des neugeborenen Säuglings ist durch die totale Flexion des Körpers gekennzeichnet. Der Kopf und der Rumpf können kaum ausbalanciert werden. Reflexaktivitäten und unwillkürliche Bewegungen bestimmen die Motorik des Kindes. Die normale Entwicklung ist durch die sogenannten generalisierten Bewegungen gekennzeichnet (Hadders-Algra, 1998). Dies sind komplexe und variierende Bewegungen des Kopfes, des Rumpfes und der Arme. Die generalisierten Bewegungen bleiben bis zu dem Moment bestehen, in dem die zielgerichtete Motorik entsteht. Das ist meist um den dritten oder vierten Lebensmonat nach dem errechneten Geburtstermin. Neben der Entwicklung der immer willkürlicher werdenden zielgerichteten Motorik gibt es auch die Entwicklung der Stabilität: Der Säugling kann sich immer besser aufrecht halten und immer weiter aufrichten. Beispiele hierfür sind, dass er den Kopf in Bauchlage aufrecht halten kann, sitzen, sich selbst hinsetzen, stehen und laufen kann. Wenn das Kind sich überstreckt (eine Dysbalance zwischen Beugung und Streckung), hat das fast immer Folgen für die Nahrungsaufnahme. Dieses Symptom können wir bei verschiedenen Gruppen von Kindern beobachten (Costa & Berg, 1995): bei Frühchen, bei dysmaturen Kindern (die zur richtigen Zeit geboren wurden, aber ein zu niedriges Geburtsgewicht haben), bei sehr aktiven Babys und bei Kindern mit einem vor, während oder kurz nach der Geburt erworbenen Hirnschaden. In den Kapiteln über die Therapie von Fütterstörungen wird dies näher besprochen.

Kinder lernen zuerst in senkrechter, aufrechter Körperhaltung zu essen und zu trinken. Wenn das gelingt, könnnen sie auch in weniger optimalen Haltungen essen und trinken. Die Nahrungsaufnahme mit dem Löffel gelingt am besten, wenn das Kind etwas aufrechter gehalten werden kann. Das Kauen von fester Nahrung erfordert eine Körperhaltung, bei der der Kopf stabil auf dem Rumpf gehalten wird, so dass die Nahrung nicht zu schnell nach hinten in den Mund rutschen kann.

Die Integration von Aufrichtaktionen und Gleichgewichtsaktionen der willkürlichen Motorik ist eine wichtige Voraussetzung, um eine stabile Körperhaltung während verschiedener Aktivitäten halten zu können. Gerade für das Essen und Trinken, was viel Koordination zwischen der Mundmotorik, dem Schlucken und der Atmung erfordert, ist diese stabile Körperhaltung wichtig. Falls ein vier Monate altes Baby große Schwierigkeiten hat, in einem Babystuhl eine gute Kopf-Rumpf-balance zu halten, wird die Nahrungsaufnahme mit dem Löffel viele Probleme bereiten, auch wenn die willkürliche Motorik im Bereich des Mundes möglich ist. Das Saugen kann jedoch durch den Tonusaufbau die Kopfbalance fördern. Dadurch gewinnen Kiefer, Nacken und Schultern an Stabilität. In so einer Situation kann es besser sein, mit dem Füttern mit dem Löffel noch kurz zu warten und die Nahrung etwas länger über die Flasche oder die Brust anzubieten.

Auch beim Speichelfluss wird der Zusammenhang zwischen Mundmotorik und Gesamtmotorik deutlich. Das rechtzeitige Schlucken des Speichels fällt dem Kind am leichtesten, wenn es Körperhaltung und Bewegungen unter Kontrolle hat. In den Phasen, in denen das Kind neue Fähigkeiten lernt, wie z. B. sich zu rollen, hinzusetzen, zu stehen oder zu laufen, wird es mehr Speichelfluss haben. Wenn das Kind diese Fähigkeiten beherrscht, kann es diese auch mit dem Schlucken von Speichel kombinieren. Kinder mit motorischen Problemen verlieren darum häufig länger Speichel als andere Kinder.

3.2 Die sensorische Integration und der Mundbereich

Fühlen, Riechen, Hören, Sehen und Informationen aus dem propriozeptiven (Muskeln und Gelenke) und vestibulären (Gleichgewicht und Bewegung) System geben dem Kind Stimuli, die es zu verarbeiten lernen muss. Im Folgenden sind einige Schritte aufgeführt (Dun, 1995):

- Die sensorische Information empfangen und registrieren zu können (z. B. Stimuli im Mundbereich).
- Bedeutung und Information an den Stimulus koppeln zu können (z. B. ein schönes Gefühl, die Verringerung des Hungergefühls).
- Diese Information mit anderen Informationen integrieren zu können (z. B. durch Stimuli wie Geschmack und Temperatur).
- Diese Informationen mit vorhergehenden sensorischen und motorischen Erfahrungen integrieren zu können (z. B. den Unterschied zwischen einem Schnuller und dem Sauger der Flasche erkennen zu können).
- Daraufhin einen effizienten ‚adaptive response' zu geben (z. B. eine andere Art des Saugens sowohl an einem Schnuller als auch einem Sauger).
- Diesen Response für den zukünftigen Gebrauch zu registrieren.

Der Mundbereich nimmt bei der Entwicklung der sensorischen Integration eine wichtige Rolle ein. Das Tasten mit dem Mund ist einer der wichtigsten Sinne des Neugeborenen: Fühlen, Lutschen und Saugen. Jede Berührung in oder um den Mund herum löst eine motorische Reaktion aus.

Schon in der Gebärmutter saugt das Kind an den eigenen Händen. Der Mund erkundet in den ersten Monaten auch den eigenen Körper: Die Hände und Füße werden in den Mund gesteckt. Erst später bringen die Hände Gegenstände zum Mund, noch später untersuchen sie zuerst die Gegenstände, die sie dann in den Mund führen. Auf diese Weise werden Stimuli im Mundbereich an motorische Aktivitäten gekoppelt, welche immer mehr integriert werden. Das Saugen an einem Sauger, an der Brustwarze oder einem Schnuller und später am eigenen Daumen kann trösten. Auch wird der Mund genutzt, um zu essen und so das Hungergefühl zu vermindern. Der Mund ist der erste Bereich, in dem Formen erkannt werden können, durch alles, was in den Mund gebracht wird (Nahrung, Spielzeug, die eigenen Hände und Füße). Der Mundbereich, der viele Rezeptoren hat, ist in der Lage, auch die kleinsten Stücke zu fühlen und zu erkennen.

Mit der sensorischen Integration hängt die Entwicklung der Handlungsplanung stark zusammen: die Fähigkeit, sich eine Reihe Handlungen auszudenken, zu organisieren und auszuführen. Für eine Menge Handlungen ist es nötig, Bewegungen planen zu können, die dann nach einer Lernphase automatisiert werden können. Dazu müssen Handlungen und Bewegungen, angepasst an die Gegenstände und die Umgebung, ausgeführt werden können. Hierbei müssen sensorische Informationen verarbeitet werden.

Die Entwicklung der Handlungsplanung des Mundbereiches wird beeinflusst durch die Anpassung der Zungenbewegungen an die Mundhöhle, den Gaumen, die Zähne und die Lippen. Während des Saugens, Schluckens, Kauens und des

Erkundens von Gegenständen entwickelt das Kind eine gute sensorische Integration der Mundhöhle und die Basis für eine gute Handlungsplanung.

3.3 Störungen der sensorischen Integration

Nach und nach kann das Kind immer besser auf Stimuli reagieren. Wenn die sensorische Integration nicht gut verläuft, können unterschiedliche Probleme entstehen. Diese werden als sensorische Modulationsstörungen (Parham & Mailloux, 1996) bezeichnet, die in vier verschiedene Kategorien eingeteilt werden. Die taktilen Störungen des Mundbereiches können folgendermaßen beschrieben werden (D'Hondt, 1991):

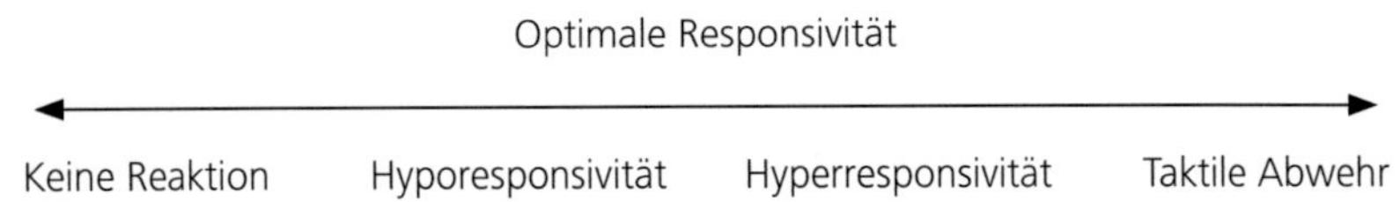

Keine Reaktion
Kinder mit dieser Störung scheinen weder Schmerz noch Bewegung, Geschmack, Geruch oder Berührungen zu spüren. Auch scheinen sie nicht auf den Stimulus orientiert. Das wird oft bei Kindern mit einer schweren geistigen Behinderung oder bei Kindern mit einer pervasiven Entwicklungsstörung (Autismus) beobachtet. Wenn auch keine orale Reaktion vorhanden ist, kann das Kind anfangs kaum trinken. In einem späteren Stadium kommt es vor, dass Kinder die Nahrung sehr lange im Mund halten. Neben den Kindern mit einer schweren neurologischen Störung kann das auch bei Kindern der Fall sein, die eine Störung der Hirnnerven haben (z. B. beim Moebius-Syndrom).

Hyporesponsivität
Diese Kinder haben Schwierigkeiten damit, sich den Stimuli der Umgebung zuzuwenden oder relevante Stimuli zu registrieren. Das wird auch Hyposensibilität genannt. Die Reaktionen des Kindes sind oft verlangsamt oder unvollständig. Es ist möglich, dass Kinder mit einer Hyporesponsivität des Mundbereichs Nahrung nur schwer im Mund bewegen können. Manchmal entstehen Schluckstörungen, da der Schluckreflex nicht oder zu spät ausgelöst wird.
Es gibt Kinder, die sich selbst Stimuli suchen: heftiges Stampfen, heftiges Werfen von Spielsachen, Drehungen ohne schwindelig zu werden, heftiges Beißen auf Spielsachen und Kleidung oder das Stopfen von Nahrung in den Mund. Oft haben diese Kinder auch eine verzögerte motorische Entwicklung, die wahrscheinlich durch die verminderte Aufnahme von Reizen, die die Entwicklung stimulieren, verursacht wird.

Hyperresponsivität
Eine sehr starke Reaktion auf bestimmte sensorische Stimuli wird Hyperresponsivität oder Hypersensibilität genannt. Ein Kind mit dieser Störung orientiert sich zu stark auf einen Stimulus. Diese Überreaktion kann verschiedene Reize betreffen: auditive, vestibuläre, Geruch und Geschmack (z. B. das Würgen bei bestimmten Geschmacksrichtungen). Eine Hyperresponsivität im Mundbereich kann oft bei Kindern beobachtet werden, die über einen langen Zeitraum Sondennahrung erhalten oder zu Beginn ihrer Entwicklung viele negative Erfahrungen im Mundbereich gemacht haben. Auch bei Kindern mit neurologischen Störungen kommt das häufig vor. Diese Kinder reagieren dann möglicherweise mit einem stark abwehrenden Gesichtsausdruck, wenn Nahrung in den Mund gebracht wird. Sie vermeiden sich selbst Nahrung oder Spielsachen in den Mund zu stecken.

Taktile Abwehr
Kinder mit einer taktilen Abwehr reagieren noch stärker auf taktile Reize. Bei taktiler Abwehr gibt es oft auch noch eine Verhaltenskomponente: Die Kinder weinen, wehren die Stimuli auf alle möglichen Arten mit den Händen ab oder drehen sich weg. Das kann bei einem oder mehreren Körperteilen vorkommen: im Mundbereich (Würgen bei Berührung), an den Händen (nicht festgehalten werden wollen, keine Fäustlinge tragen wollen, keine Gegenstände berühren wollen) und den Füßen (Ausziehen der Socken, nicht im Sand laufen wollen). Falls eine taktile Abwehr im Mundbereich besteht, bringt das große Probleme bei der Ernährung und beim Zähneputzen mit sich. Mögliche Ursachen sind: eine Hirnschädigung, ein Erfahrungsmangel in der frühen Entwicklung oder körperliche Probleme, bei denen das Kind viele negative Reize erhalten hat.

Kasus

Mike ist ein 2;6 Jahre alter Junge, der wegen Problemen bei der Ernährung und in der Sprachentwicklung dem Logopäden vorgestellt wird. Das Sprachverständnis ist gut, aber seine Sprachproduktion zeigt nur ein sehr begrenztes Lautinventar. Die Ernährung über die Flasche hat viele Probleme bereitet. Der Übergang zum Füttern mit dem Löffel gelingt gut, aber das Essen von grober oder fester Nahrung gelingt nicht: Mike fängt an, stark zu würgen. Alle Versuche, die die Eltern unternehmen, um ihm feste Nahrung anzubieten, misslingen, da Mike immer wieder würgen muss: Sogar die kleinsten Krümelchen Kekse, die in die Wangentaschen seines Mundes gesteckt werden, bringen ihn zum Würgen. Mike hat nie einen Schnuller angenommen und hat auch nicht am Daumen genuckelt. Nie hat er Spielsachen in seinen Mund gesteckt. Er trinkt nur Apfelsaft aus einem Fläschchen, manchmal einen Schluck Wasser aus einem Becher. Er isst püriertes Gemüse oder Obst und Brei.

Das Zähneputzen wird von der Mutter als ein tägliches Drama beschrieben, genauso wie Haare waschen und kämmen. Zusätzlich hat Mike eine deutliche Vorliebe für bestimmte Kleidungsstücke, neue Kleidung verursacht Streit. Am liebsten läuft er barfuß. Er spielt nicht gern im Sandkasten und läuft auch nicht barfuß auf Gras.

Bei einer Störung wie der oben beschriebenen hat es wenig Sinn, nur die Fütterstörung zu behandeln, da die Ursache dadurch nicht behandelt wird. Sowohl die Entwicklung der sensorischen Integration als auch die Handlungsplanung sind bei Mike nicht gut verlaufen. Die Fütterstörung und die Anzeichen einer verbalen Entwicklungsdyspraxie sind die Folgen. Eine Therapie zur Verbesserung der sensorischen Integration muss Teil der gesamten Behandlung sein. Sensorische Integrationstherapie (Ayres, 1979) wird meist durch den Ergotherapeuten oder Physiotherapeuten ausgeführt. Da das Kind beim Geben von ‚adaptive responses' eine aktive Rolle spielen muss, muss dies der Schwerpunkt der Therapie sein. Sensorische Integrationstherapie geht darum immer vom Anbieten von Aktivitäten aus, die adaptives Verhalten auslösen und dadurch die sensorische Integration verstärken. Diese Kinder sollten interdisziplinär betreut werden.

4 | Einteilung der Fütterstörungen

Es gibt verschiedene Möglichkeiten, Fütterstörungen bei Kleinkindern einzuteilen: eine Einteilung nach der Störungsform, eine Einteilung nach der Ursache der Störung und eine Einteilung nach der Funktionsstörung. Um eine gute (logopädische) Diagnose stellen zu können, sind sowohl eine gründliche Beschreibung des Problems als auch Kenntnisse über die Ursache der Störung und eine Beschreibung der Funktionsstörung nötig. Auf diese Weise hat man einen guten Ausgangspunkt für die weitere Therapie des Kindes.

4.1 Einteilung nach der Störungsform

Fütterstörungen können nach der Störungsform eingeteilt werden, in der sie sich zeigen. Im Folgenden wird die Störungsform durch einige Kennzeichen beschrieben:

- **Schlechte Koordination von Saugen, Schlucken und Atmen**
  Kennzeichen: Das Kind trinkt nicht rhythmisch, schluckt viel Luft, hat eine Atemnot, dreht den Kopf weg oder überstreckt sich während des Trinkens; eventuell verweigert es Nahrung.
- **Schwache Saugbewegungen**
  Kennzeichen: Das Kind erhält zu wenig Nahrung, obwohl es über eine lange Zeit saugt. Die Flasche kann leicht aus dem Mund genommen werden.
- **Unterbrechung der Atmung oder Apnoe während des Fütterns**
  Kennzeichen: Das Kind zeigt Atemnot, schnaubt durch die Nase und dreht den Kopf zur Seite.
- **Starkes Würgen oder häufiges Husten während des Fütterns**
  Kennzeichen: Das Kind würgt, wenn der Sauger oder der Löffel in den Mund gebracht wird. Das Kind muss sich während des Fütterns oft übergeben und häufig husten, was nach Beendigung des Fütterns aufhört.
- **Das Entstehen einer Fütterstörung nach einem guten Start**
  Kennzeichen: Nach einem guten Start (während der ersten drei Monate, der reflexartigen Phase) entstehen Probleme beim Übergang von der reflexartigen zur willkürlichen Mundmotorik. Auch der Übergang zu einer anderen Nahrung oder andere Schritte in der Entwicklung (Füttern mit dem Löffel, Kauen etc.) bereiten Schwierigkeiten.
- **Schluckstörungen oder schlechtes Wachstum bei diagnostizierten Störungen**
  Kennzeichen: Abhängig von der festgestellten Störung oder dem diagnostizierten Syndrom.

- **Starke Reizbarkeit oder Verhaltensstörungen während des Fütterns**
  Kennzeichen: Das Kind ist schnell abgelenkt, weint, zeigt motorische Unruhe während des Fütterns, dreht den Kopf weg, überstreckt sich und schlägt oder drückt den Löffel oder die Flasche weg.
- **Wiederkehrende Lungenentzündungen und Fütterstörung**
  Kennzeichen: Mehrfach wiederkehrende Lungenentzündungen oder Infektionen der oberen Luftwege nach dem Beginn der oralen Ernährung. Eine Aspiration während des Fütterns ist möglich.
- **Schläfrigkeit oder verringerte Stimulierbarkeit während des Fütterns**
  Kennzeichen: Das Kind ist auffallend schläfrig oder weniger stimulierbar während des Fütterns. Außerhalb von Ernährungssituationen reagiert das Kind normal.
- **Das Füttern dauert länger als 30-40 Minuten**
  Kennzeichen: Das Kind trinkt über einen langen Zeitraum und braucht viele Pausen. Die Nahrung muss in mehreren kleinen Portionen angereicht werden.
- **Unerklärliche Nahrungsverweigerung und schlechtes Wachstum**
  Kennzeichen: Oft bleibt über 50 % der Nahrung übrig oder das Kind verweigert die gesamte Nahrung. Das Kind hat kaum oder gar kein Hunger- oder Durstgefühl.

4.2 Einteilung nach der Störungsursache

Wenn die Ursache der Störung betrachtet wird, kann folgende Einteilung gemacht werden:

- **Anatomische Störungen**
  z. B. Lippen-, Kiefer- und Gaumenspalten, Makro- oder Mikroglossien, Ösophagusatresie, Abweichungen des Magen-Darmtraktes (z. B. Reflux), Syndrome, bei denen anatomische Abweichungen des Gesichts oder des Mundbereiches auftreten (z. B. das Pierre-Robin-Syndrom, das Moebius-Syndrom, das Apert-Syndrom).
- **Medizinische Störungen**
  z. B. Herz- oder Lungenstörungen (bronchopulmonale Dysplasie (BPD) bei Frühchen), Nierenstörungen (u. a. bei Frühchen), onkologische Störungen, Stoffwechselstörungen, Traumata, Störungen der Speiseröhre, des Magens (Reflux) und des Darms, Störungen nach Medikation oder Nahrungsmittelunverträglichkeit.
- **Neurologische Störungen**
  z. B. Tonusstörungen oder Sensibilitätsstörungen.

- **Zu wenig Erfahrung**
  z. B. durch Sondennahrung, die über einen langen Zeitraum gegeben wird. Ebenso kann ein Mangel an Erfahrung auftreten, wenn das Kind zu lange Flüssigkeiten erhält oder einseitig ernährt wird.
- **Durch das Verhalten verursachte Fütterstörungen**
  z. B. durch negative Konditionierung, pädagogische Probleme oder eine geistige Behinderung.
- **Funktionelle Störungen**
  z. B. Habits, bei denen sich das Kind eine falsche Motorik angewöhnt hat.

4.3 Einteilung nach der Funktionsstörung

Eine andere Vorgehensweise Fütterstörungen einzuteilen, ist die Einteilung nach der funktionellen Basis der Störung. In den vergangenen Jahren sind zur Ursache von Fütterstörungen bei Kleinkindern viele Studien durchgeführt worden. Diese wurden vor allem in Amerika ausgeführt, um Fütterstörungen bei Kleinkindern durch eine adäquate, wissenschaftlich basierte Intervention behandeln zu können. Ein Beispiel dafür ist Marjorie Palmer, die die NOMAS (Neonatal Oral Motor Assessment Scale) entwickelt hat, durch die die oral-motorischen Fähigkeiten des Kindes während der ersten drei Lebensmonate beurteilt werden können. Dabei unterscheidet sie zwischen Trinkstörungen, die auf einer Desorganisation beruhen, und Trinkstörungen, die auf einer Dysfunktion beruhen (Palmer et al., 1993a).

Bei Kindern, die älter als drei Monate sind, macht sie folgende Einteilung:

- **Kinder mit einer Fütterstörung auf oral-sensorischer Basis:**
  Bei diesen Kindern ist die Ursache der Fütterstörung eine gestörte Sensibilität des Mundbereiches.
- **Kinder mit einer Fütterstörung auf oral-motorischer Basis:**
  Bei diesen Kindern bildet eine gestörte Motorik die Basis der Fütterstörung. Zusätzlich dazu kann aufgrund der motorischen Probleme eine Sensibilitätsstörung entstehen (Palmer & Heymans, 1993b).

Diese Einteilung wird bei Kindern mit einer Fütterstörung immer öfter genutzt, da sie einen guten Ausgangspunkt für die Therapie bietet.

5 | Die Diagnostik bei Fütterstörungen

Für die Begleitung von Fütterstörungen bei Kleinkindern sind eine Beobachtung und eine Diagnostik nötig. Eine gründliche Bestandsaufnahme der Probleme und der Möglichkeiten des Kindes bildet die Basis für die Entwicklung und die Ausführung des Therapieplans.
Für die Untersuchung von Fütterstörungen sind im Laufe der Jahre die unterschiedlichsten Formulare, Listen und Skalen verfasst worden. Manche Listen sind so aufgebaut, dass sie erst die Anamnese, dann eine Beobachtung und dann eine Untersuchung einschließen. Andere Listen befassen sich mit nur einem Teil der gesamten Diagnostik.
Anfangs waren die Untersuchungen und die Therapien vor allem auf Fütterstörungen bei Kindern mit Hirnschädigung zugeschnitten. Eine Therapie wie das NDT (Neuro Developmental Treatment) und andere auf die Motorik gezielte Therapien sind sehr sinnvoll bei Kindern, bei denen die Fütterstörung auf einer motorischen Störung beruht. Indem sich die medizinische Technologie stets weiterentwickelt, überleben immer mehr Frühchen, die in der ersten Periode ihres Lebens ernsthafte Schwierigkeiten wie z. B. Lungenprobleme haben. Manche Kinder werden mit anatomischen Abweichungen geboren, die dann operiert werden müssen. Dadurch wird der Beginn des Ernährungsprozesses verzögert. Bei diesen Kindern entstehen abweichende primäre Mundfunktionen, die mit denen von Kindern mit einer Hirnschädigung nicht zu vergleichen sind. Manchmal ist eine normale Mundmotorik vorhanden, wodurch es schwieriger zu verstehen ist, warum diese Kinder nicht essen oder warum sie den Übergang zu einer anderen Nahrungskonsistenz nicht schaffen. Abweichende Nahrungsmuster werden bei diesen Kindern häufig durch mehrere Komponenten verursacht: negatives Verhalten gegenüber der Nahrung als Folge der medizinischen Probleme, schlechte Erfahrungen beim Füttern und negative Konditionierung. Diese Kinder müssen dann auf eine andere Art betrachtet werden als Kinder mit einer Hirnschädigung.

Bevor die logopädische Diagnostik beschrieben wird, werden die unterschiedlichen Untersuchungsformulare kurz zusammengefasst.

5.1 Die verschiedenen Untersuchungsformulare

Das Untersuchungsformular NDT (Aus: Bobath-Skript, London)

Dieses Formular wurde für Kinder mit einer Zerebralparese entworfen. Es betrachtet die Störung aus Sicht der Gesamtmotorik. Dadurch entsteht ein Gesamtbild des Kindes mit spezieller Aufmerksamkeit für die Mundmotorik und die Ernährung. Es gibt keine Skala und es müssen keine Punkte verteilt werden. Das Formular bietet eine gute Möglichkeit, die Problematik deutlich zu beschreiben. Im neuen Formular (1998, in das Niederländische übersetzt von M. van Gerven) gibt es neben der Erweiterung durch manche Punkte der oralen Untersuchung auch einen größeren Teil für die Beobachtung des Essens, des Trinkens und der unterschiedlichen Aspekte, die dabei wichtig sind. So kann ein gutes Gesamtbild des Essens und Trinkens beim jeweiligen Kind erlangt werden.

Pre Speech Assessment Scale

Dieses Formular wurde durch Suzanne Morris entwickelt und wurde zum ersten Mal 1982 herausgegeben. Es ist ein sehr ausführliches Formular, mit dem man alle mundmotorischen Funktionen (Essen und Trinken, Atmen, die Stimmgebung und das Lallen) bei Kindern zwischen 0 und 2 Jahren beobachten kann. Jeder Teil kann einzeln bewertet werden: abweichende Motorik, normale Entwicklungsmotorik, keine Motorik. So entsteht am Ende der Untersuchung eine Gesamtpunktzahl, die man mit der normalen Entwicklung vergleichen kann. Nachteil des Formulars ist, dass es so ausführlich ist und es sehr lange dauert, es komplett durchzuarbeiten. Das Formular selbst gibt sehr detaillierte Informationen über alle Aspekte der Ernährung. Teile des Formulars zu verwenden kann sehr nützlich sein, um eigene Beobachtungen zu ergänzen.

The Oral-Motor and Feeding Assessment Inventory

Diese Inventarisierung wurde von M. J. Herman (Herman, 1991) entwickelt. Als Ausgangspunkt hat sie Kinder betrachtet, die aus manchmal unerfindlichen Gründen nicht wachsen. In dieser Beobachtungs-Inventarisierungs-Skala hat sie die folgenden Teile aufgenommen:

Teil I: Die Interaktion zwischen Untersucher und Kind, wobei auf die Responsivität, die Reaktionen auf sensorische Stimuli, die Körperhaltung und das Bewegungsmuster geachtet wird.

Teil II: Die Untersuchung des oral-motorischen Mechanismus: Struktur, Ruhestellung, Bewegung der unterschiedlichen Körperteile und die Reflexaktivität.

Teil III: Anamnestische Fragen nach der Menge der aufgenommenen Nahrung, der Zusammenstellung der Nahrung, der Art des Fütterns, dem Geschmack des Kindes und den Problemen.

Teil IV: Beobachtung der Eltern und des Kindes während des Fütterns, wobei auf die Interaktion zwischen Eltern und Kind, die oral-motorischen Fähigkeiten während des Fütterns und die Reaktionen des Kindes auf angebotene Veränderungen während des Fütterns geachtet wird.

Untersuchungsformular aus: Afwijkende mondgewoonten (Beyaert & Janosius-Schultheiss, 2001)
Dies ist ein sehr ausführliches Formular, in dem Folgendes aufgenommen ist:

- Untersuchung der Strukturen des Mundes und der Nase;
- Untersuchung der Mund- und Nasenfunktionen und der Funktionen der relevanten Muskulatur;
- Untersuchung der Sensibilität des Mundes;
- Untersuchung der Körperhaltung und der Kopfbalance;
- Untersuchung bei allergischen Kindern.

Vor allem die ersten zwei Teile der Untersuchung sind sehr ausführlich und detailliert und eignen sich, um einen bestimmten Bereich sehr genau zu beschreiben.

Oral-Motor and Feeding Evaluation
In ihrem Buch ‚Pediatric Swallowing and Feeding' (Arvedson et al., 1993) verweisen die Autoren darauf, dass die meisten Untersuchungsformulare vor allem für das systematische Ordnen der Beobachtungen nützlich sind. Auch geben die Autoren eine ausführliche Liste von Punkten, von denen sie meinen, dass sie bei der Beobachtung von einem Kind mit Fütterstörung beachtet werden müssen.

Neonatal Oral-Motor Assessment Scale (NOMAS) (Palmer et al., 1993a)
Die NOMAS ist ein objektiver Bewertungsbogen, mit dem man normale und abweichende oral-motorische Muster feststellen und bestimmen kann. Der Bogen wurde für Neugeborene erstellt und kann bei Kindern von bis zu 3 Monaten angewendet werden (solange Reflexe im Mundbereich bestehen). Verschiedene Bewegungen des Kiefers und der Zunge werden beobachtet und bewertet. Durch das Punktesystem kann bestimmt werden, ob das Saugen normal ist oder ob eine Desorganisation oder eine Dysfunktion besteht. Eine Desorganisation zeigt eine unzureichende Organisation von Saugen, Schlucken und Atmen, eine Dysfunktion zeigt die Unterbrechung des Fütterns durch abnormale Bewegungen der Zunge und des Kiefers. Um die NOMAS gut nutzen zu können, ist ein mehrtägiges Training nötig.

Beobachtungsschema Oral-Sensory Feeding Disorders (Palmer et al., 1993b)
Da die NOMAS nur bis zu einem Alter von ca. 3 Monaten angewendet werden kann, wurde ein Beobachtungsschema entwickelt, nach dem die Fütterstörungen sensorischen oder motorischen Ursprungs unterschieden werden können. Es wird Beobachtungsschema genannt, da zum derzeitigen Zeitpunkt noch keine Möglichkeiten bestehen, die Sensibilität eines Kindes genau zu testen oder zu normieren. Ab einem Alter von ungefähr drei Monaten kann man entscheiden, ob die Fütterstörung auf einer Sensibilitätsstörung oder einer motorischen Stö-

rung basiert. Wenn keine neurologischen Störungen bestehen und wenn keine oral-motorischen Störungen beobachtet werden können, kann ein primär oral-sensorisches Problem bestehen. Die Kennzeichen dafür sind im unten stehenden Schema aufgenommen.

Oral-sensorische Fütterstörungen*

Bis zu einem Alter von 3 Monaten:

- Nicht in der Lage, das Saugmuster beizubehalten; Gewöhnung an den Stimulus des Saugers.
- Es wird eine größere Menge Nahrung aufgenommen, wenn das Kind schläfrig ist.
- Verwirrung beim Übergang von der Brust zur Flasche. Obwohl die Saugbewegung intakt ist, ist das Kind nicht in der Lage, verschiedene Geschmacksrichtungen, die ihm aus einer Flasche angeboten werden, voneinander zu unterscheiden.
- Das Kind trinkt zu wenig: die Wachstumskurve sinkt.

Älter als 3 Monate:

- Normale oral-motorische Bewegungsmuster.
- Mehr Schwierigkeiten beim Schlucken von Brei als beim Schlucken von Wasser/Flüssigkeiten.
- Toleriert die eigenen Finger im Mund, aber nicht die eines anderen.
- Retraktion der Zunge bei Berührung, Würgreflex ist hyperaktiv.
- Willkürliche Mundöffnung, wenn Nahrung in den Mund gebracht wird.
- Hält die Nahrung im Mund, um Schlucken zu vermeiden.
- Beim Essen von vermischter Nahrung bestehen normale oral-motorische Bewegungsmuster, wobei Flüssigkeiten geschluckt werden und kleine Stücke Nahrung nach außen gebracht werden.

* aus: Assessment and Treatment of sensory- versus motor-based feeding problems in very young children (M. Palmer, 1993)

5.2 Beschreibung der logopädischen Untersuchung von Kindern mit Fütterstörungen

Die Untersuchung eines Kindes mit einer Fütterstörung besteht in der Praxis aus drei Teilen: der Anamnese, der Untersuchung der Sensibilität, der Motorik von Gesicht und Mundbereich (orale Untersuchung) und (falls nötig) der Gesamtmotorik und zum Schluss aus einer Beobachtung des Fütterns. Die Beobachtung des Fütterns ist ein wichtiger Teil bei der Bestandsaufnahme des Problems. Sie gibt Einblick in die Haltung der Eltern/Versorger und des Kindes. Am besten untersucht man dies zu Hause, da die Situation dann so natürlich wie möglich hergestellt werden kann. Wenn das Kind in einem Krankenhaus aufgenommen wurde, sollte die Beobachtung am besten in einer dafür angemessenen Umgebung geschehen (z. B. neben dem Bett des Kindes).

5.2.1 Anamnese

Hierbei werden folgende Punkte besprochen:

- Die Beschwerden, die von den Eltern oder Versorgern beschrieben werden
- Schwangerschaft und Geburt
- Ursache und Dauer der Fütterstörung
- Ernährung bis zum derzeitigen Zeitpunkt (Welche Nahrung wird angereicht, wie wird sie angereicht, woraus besteht z. B. der Löffel?)
- Sondennahrung? (Wenn ja, wie lange?)
- Spucken? (Wann? Gibt oder gab es dafür eine eindeutige Ursache? Wie oft und wie viel spuckt das Kind?)
- Stuhlgang
- Geschmacksentwicklung (Hat das Kind deutliche Vorlieben oder weist es eine Nahrung deutlich zurück?)
- Senso-motorische Entwicklung (Informationen über die Reaktion auf auditive, visuelle, taktile oder propriozeptive Stimuli)
- Sozial-emotionale Entwicklung
- Allgemeine Gesundheit
- Gebrauch von Medikamenten
- Familiensituation
- Die Folgen der Probleme für die Umgebung
- Früher erfolgte Therapie oder Begleitung
- Kommunikationsmöglichkeiten des Kindes
- Gehör und Visus

Um sich ein gutes Bild von den Möglichkeiten und den Problemen rund um die Ernährung machen zu können, ist es wichtig, mehrere Aspekte bei der Beobachtung und der Untersuchung des Kindes mit einzubeziehen. Abhängig von der Situation, in der sich Kind und Eltern befinden (Krankenhaus, die Situation zu Hause, Rehabilitationsklinik, Kindertagesstätte), sind die Informationen schon vorhanden oder müssen erst gesammelt werden. Beratung und Informationsaustausch mit den anderen Disziplinen (Physiotherapeuten, Krankenschwestern, Ärzten) sind dabei wichtig.

Die folgenden Aspekte sollten besprochen werden, um ein deutliches Bild zu bekommen (Hadders-Algra & Dirks, 2000):

- *Bewusstsein.* Wie ist der Schlaf-Wachrhythmus? Kann das Kind in der Stunde vor dem Füttern leicht geweckt werden? Wird das Kind von alleine wach als Zeichen seines Hungers?
- *Weinen.* Bekannt ist, dass Störungen beim Weinen, in der Ernährung und beim Bewusstsein die wichtigsten Signale dafür sind, dass mit dem Kind etwas nicht in Ordnung ist. Die Eltern oder Versorger des Kindes können hier wichtige Informationen liefern.

- *Hören, Sehen und die Mimik.* Das Hören und das Sehen sind während der ersten Zeit schwierig zu untersuchen, aber nach einigen Wochen können Folgebewegungen der Augen beobachtet werden. Die Mimik liefert wichtige Informationen über die Gesichtsmuskulatur. Wenig Mimik und eine Asymmetrie können Anzeichen einer Hirnnervenschädigung oder einer Hirnschädigung sein.
- *Körperhaltung und Tonus.* Bei der Nahrungsaufnahme spielt die Körperhaltung des Kindes eine wichtige Rolle. Während des ersten Lebensjahres entwickelt sich die Körperhaltung vom Flexionsmuster zu einer Haltung, in der Flexion und Extension miteinander kombiniert werden können (aktiver Sitz). Zusätzlich muss während des Fütterns immer weniger Halt gegeben werden, wobei das Kind selbst immer aktiver wird. Tonus- und Haltungsprobleme haben großen Einfluss auf den Nahrungsprozess.
- *Spontane Bewegungen.* Studien haben gezeigt, dass die spontane Motorik, die durch Komplexität, Variationen und einen flüssigen Bewegungsablauf gekennzeichnet wird, eine normal verlaufende motorische Entwicklung vorhersagen kann. Eine gestörte Motorik ist durch das Fehlen von Bewegungskomplexität und Bewegungsvariationen erkennbar.
- *Reflexaktivität.* Die verschiedenen primären Reflexe (Moro-Umklammerungsreflex, orale Reflexe, asymmetrisch tonische Nackenreflexe, Körperstellreflex, Greifreflex) können genutzt werden, um das motorische Entwicklungsniveau des Kindes zu beurteilen. Zusätzlich können die Reflexaktivitäten Hinweise für bestimmte Störungen, Syndrome oder Retardierungen liefern.
- *Sensibilität.* Während der ersten Monate spielt die Sensibilität vor allem für die Ernährung eine wichtige Rolle. Die Reaktionen des Kindes auf Stimuli liefern viele Informationen über die sensorische Integration.

5.2.2 Die orale Untersuchung

Nach der allgemeinen Anamnese folgt nun die Beschreibung der oralen Untersuchung. Die Untersuchung des Mundes kann am besten kurz vor dem Füttern stattfinden, da dann die oralen Reflexe am deutlichsten zu sehen sind. Wenn das Kind schon früh aufhört zu trinken, kann es sinnvoll sein, sich die Reflexaktivität dann noch einmal anzusehen:

- Das Vorkommen und die Intensität der Reflexe
  - Palmomental-Reflex der linken und der rechten Hand; welche Reaktionen?
  - Rooting-Reflex links, rechts, unten und oben; welche Reaktionen?
  - Saug-Schluck-Reflex; wo kann man ihn am besten stimulieren (an den Lippen, am Gaumen, auf der Zunge); die Kraft des Saugens?
  - Transversaler Zungenreflex: links und rechts auf der Zunge; welche Reaktionen? Ist er symmetrisch?

- – Beißreflex: vorne im Mund, links und rechts auf den Kieferrändern; rhythmisches Beißen?
  – Würgreflex: am Gaumen, auf der Zunge, links und rechts auf den Kieferrändern; gebremst durch den Saugreflex? Wo zu stimulieren?
  – (Hustreflex: wurde er beim Verschlucken gehört?)
- Der Tonus des Mundbereiches
  – Der Tonus in den Wangen, den Lippen und der Zunge
  – Unterschied zwischen rechts und links?
- Mögliche anatomische Abweichungen
  – Abweichungen im Gesicht
  – Abweichungen der Lippen, der Zunge, des Zungenbändchens und des Gaumens
- Reaktionen auf Berührungen im und um den Mundbereich herum
  – Berührungen der Wangen, um den Mund herum, der Lippen; welche Reaktionen?
  – Berührungen im Mund; welche Reaktionen?

5.2.3 Beobachtung des Fütterns

Es muss Folgendes beobachtet werden:

- Die Dauer der Mahlzeit
- Die Menge, die pro Mahlzeit getrunken/gegessen wird
- Der Kontakt zwischen Elternteil und Kind während des Essens oder Trinkens
- Die Reaktionen des Kindes während des Essens oder Trinkens:
  – das Gesicht: z. B. die Augen sind geschlossen/offen, auf den Versorger gerichtet, Kopf in der Mittellinie, eventuelle Abwehrreaktionen;
  – der Mundbereich: z. B. die Mundöffnung, Bewegung der Lippen und der Zunge, Abwehrreaktionen;
  – der gesamte Körper: z. B. die Bewegungen der Arme und Beine, eventuelles Überstrecken.
- Antizipation auf die angebotene Nahrung (die Reaktion, die das Kind zeigt, wenn es die Nahrung sieht)
- Speichelfluss während des Essens und Trinkens

Je nach Nahrungsform wird die Beobachtung des Fütterns weiter unterteilt.

5.2.3.1 Beobachtung beim Stillen oder beim Saugen aus der Flasche

In diesem Teil werden das Stillen und das Füttern mit der Flasche zusammen beschrieben. Wo nötig, werden beide Ernährungsarten voneinander getrennt. Folgendes sollte beobachtet werden:

- Die Zusammenstellung der Nahrung (dünnflüssig oder eingedickt, besondere Nahrung)
- Wie wird das Kind gefüttert:
  - das Stillen: Fließt die Milch zu schnell oder fließt zu viel Milch; muss ein Brusthütchen benutzt werden?
  - die Flasche: Welche Flasche und welcher Sauger werden benutzt; wie groß ist das Loch im Sauger?
- Die Körperhaltung desjenigen, der das Kind füttert
- Die Körperhaltung des Kindes
- Die Art und Weise, wie die Nahrung angeboten wird
- Das Saugen, Schlucken und die Atmung während des Trinkens:
  - Kann das Kind die Bewegung selbst starten?
  - Kann das Kind ein paar Saugbewegungen nacheinander machen?
  - Besteht genug Kraft während des Saugens?
  - Läuft Milch aus den Mundwinkeln?
  - Kann das Kind zwischen Saugen, Schlucken und Atmen wechseln?
- Schluckt das Kind hörbar?
- Schluckt das Kind viel Luft (macht es viele Bäuerchen und hat es Blähungen)?
- Kann das Kind wieder mit dem Trinken beginnen, nachdem es aufgehört hat?
- Gelingt es besser, wenn das Kind fast schläft?

5.2.3.2 Beobachtung beim Füttern mit dem Löffel

Wenn es beim Füttern mit dem Löffel Probleme gibt, können auch die Reflexe eine behindernde Rolle spielen. Eine zu starke Reflexaktivität bremst die willkürliche Mundöffnung und kann eine Problemursache sein. Folgendes sollte beobachtet werden:

- Die Zusammenstellung der Nahrung (dünn- oder dickflüssig; mit oder ohne Stückchen)
- Form und Material des Löffels
- Körperhaltung desjenigen, der das Kind füttert
- Körperhaltung des Kindes: auf dem Schoß oder auf dem Stuhl
- Art und Weise des Fütterns (wird der Löffel an der Oberlippe abgeschabt oder wird eine Oberlippenaktivität ausgelöst?)
- Die Mundmotorik während des Essens:
  - Öffnet das Kind den Mund willkürlich?
  - Lutscht das Kind am Löffel?

- Würgt das Kind, wenn der Löffel in den Mund gebracht wird?
- Schließt das Kind den Mund, nachdem die Nahrung in den Mund gebracht wurde?
- Drückt das Kind die Nahrung mit der Zunge wieder aus dem Mund?
- Kommt die Zunge beim Schlucken aus dem Mund?

5.2.3.3 Beobachtung beim Kauen

Bei Kaustörungen kann es sinnvoll sein, die Reflexaktivität zu beobachten, bei der die Nahrungsreflexe verschwunden sein müssen und der beschützende Würgreflex nach hinten gerückt sein muss. Ein starker Beißreflex kann auf eine neurologische Störung deuten. Die Beobachtung bei der Auslösung von seitlichen Zungenbewegungen gibt Informationen über die Zungenmotorik. Bei der Beobachtung müssen die folgenden Punkte beachtet werden:

- Die Zusammenstellung der Nahrung (weiche oder harte Nahrung, Nahrung mit Stückchen)
- Die Körperhaltung desjenigen, der das Kind füttert
- Die Körperhaltung des Kindes: auf dem Schoß, im Babystuhl oder auf dem Kinderstuhl
- Die Art und Weise des Fütterns (mit der Hand oder mit der Gabel, füttert sich das Kind selbst oder machen das die Eltern, in der Mitte des Mundes oder seitlich)
- Die Mundmotorik während des Essens:
  - Kaut das Kind die Nahrung?
  - Lutscht das Kind an der Nahrung, wobei sie nicht in die Wangentaschen des Mundes gebracht wird?
  - Würgt das Kind, wenn Nahrung in den Mund kommt?
  - Drückt das Kind die Nahrung mit der Zunge aus dem Mund?
  - Würgt das Kind, wenn es Nahrung mit Stückchen bekommt?

5.2.3.4 Beobachtung beim Trinken aus einem Becher

Genauso wie beim Kauen ist beim Trinken aus einem Becher vor allem willkürliche Mundmotorik nötig. Die Reflexaktivität muss also verschwunden sein, mit Ausnahme der Schutzreflexe.

Bei der Beobachtung müssen die folgenden Punkte beachtet werden:

- Die Zusammenstellung der Flüssigkeit (dünn- oder dickflüssig, Geschmack, Temperatur)
- Der Becher (Material, Form, mit oder ohne Schnabel)
- Die Körperhaltung desjenigen, der dem Kind die Nahrung gibt
- Die Körperhaltung des Kindes: auf dem Schoß, in einem Babystuhl oder einem Kinderstuhl

- Die Art des Trinkens (gießend oder wird das Trinken durch die Aktivität des Kindes ausgelöst)
- Die Mundmotorik während des Trinkens:
  - Öffnet und schließt das Kind den Mund willkürlich?
  - Kommt die Zunge während des Trinkens aus dem Mund (unter oder in den Becher)?
  - Verschluckt sich das Kind während des Trinkens?
  - Kann das Kind ein paar Schlucke nacheinander trinken?
  - Kleckert das Kind viel?

5.3 Medizinische Untersuchungen bei Kindern mit Fütterstörungen

Bei der Suche nach der Ursache der Fütterstörungen wird meistens mit der medizinischen Untersuchung begonnen. Abhängig von der Problematik werden diese Untersuchungen vor, während oder manchmal nach der logopädischen Begleitung stattfinden. In manchen Fällen ist es nötig, zuerst gründliche medizinische Informationen über die Situation des Kindes zu haben, bevor mit der Therapie begonnen werden kann. Manchmal wird während der Begleitung deutlich, dass mehr Informationen nötig sind. Es kann auch vorkommen, dass die Problematik des Kindes erst während der Begleitung deutlich wird. Auch dann ist eine weitere medizinische Untersuchung nötig.
Die Untersuchungen, die bei Kindern mit Fütterstörungen meistens gemacht werden, sind folgende:

Allergie-Untersuchung

Es kann eine Nahrungsmittelunverträglichkeit auftreten, bei der zwischen einer Nahrungsmittelallergie oder einer Nahrungsmittelintoleranz unterschieden werden muss. Bei einer Allergie reagiert das Immunsystem schneller und heftiger auf Stoffe aus der Umgebung oder aus der Nahrung. Bei einer Nahrungsmittelintoleranz spielt das Immunsystem keine Rolle. Dabei entsteht eine Reaktion auf zugefügte chemische Stoffe oder Additive, aber auch auf Stoffe, die natürlich in Nahrungsmitteln enthalten sind.
Die medizinische Untersuchung besteht aus drei Teilen: einer ausführlichen Anamnese, einer Untersuchung des Körpers und einer Blutuntersuchung (Ausems, 1993). Bei einem Verdacht auf eine Allergie kann ein Hauttest oder RAST-Test[1] gemacht werden. Bei einem Hauttest werden kleine Mengen des verdächtigen Stoffes in die oberste Hautschicht gespritzt und beobachtet, ob Schwellungen entstehen. Beide Tests haben nur einen eingeschränkten diagnostischen Wert. Bei jungen Kindern werden aufgrund der Reaktion Rückschlüsse auf eine Intoleranz oder Allergie auf bestimmte Nahrungsmittel gezogen. Eine wichtige

1 Radio-Allergo-Sorbent-Test, bei dem die Menge der Antikörper im Blut betrachtet wird.

Aufgabe betrifft den Kinderarzt oder Ernährungsberater: Zuerst wird eine diagnostische Eliminationsdiät angeraten, nach Provokation (bei denen wieder Überempfindlichkeitsreaktionen stattfinden) wird dann eine therapeutische Eliminationsdiät aufgestellt. Die bekannteste Nahrungsmittelunverträglichkeit betrifft die Kuhmilchallergie. Kinder, die auf bestimmte Stoffe allergisch reagieren, haben Hautprobleme, Störungen der Speiseröhre und/oder Atemprobleme. Auch untröstliches Weinen kann ein Kennzeichen sein. Vor allem Magen-Darmprobleme können das Essen und Trinken stark beeinflussen, da jedes Füttern mit einem unangenehmen Gefühl im Bauch assoziiert wird. Hierdurch besteht die Möglichkeit, dass Kinder Nahrung verweigern. Das Hinzuziehen eines Kinderarztes oder Ernährungsberaters bei der Zusammenstellung der Nahrung ist bei diesen Kindern wichtig (Vlieg-Boerstra et al., 1998).

Untersuchung nach einem gastroösophagealen Reflux (GÖR)

Bei gastroösophagealem Reflux kommt der saure Mageninhalt zurück in den Ösophagus und kann bis zum Pharynx steigen, wobei das Kind eventuell spucken muss. Folgen können sein: reflexartiger Verschluss der Luftwege, um eine Aspiration zu verhindern, wodurch das Kind in Atemnot geraten kann, gierig Luft holt und eine Bradykardie entwickeln kann. Mithilfe einer pH-Messung, bei der der Säuregehalt des Ösophagus gemessen wird, kann die Diagnose GÖR gestellt werden. Bei Verdacht auf GÖR ist es wichtig, dass diese medizinische Untersuchung ausgeführt wird, da der Reflux aspiriert und die Lunge beschädigt werden kann. Bei einem gastroösophagealen Reflux können Fütterstörungen entstehen, weil das Kind in dem Moment mit dem Trinken aufhört, in dem die Nahrung in die Speiseröhre zurück läuft. Meistens hat es dann noch nicht genug getrunken. Zusätzlich kann es passieren, dass das Kind Nahrung verweigert, da die Nahrungsaufnahme sehr unangenehm ist. Die medizinische Behandlung von GÖR kann aus Medikamenten (um den Magen zu entleeren oder den Säuregehalt zu vermindern) bestehen, kann auf die Körperhaltung gerichtet sein (der Kopf und der Oberköper höher als der Rest des Körpers) oder operativ sein (eine sogenannte Fundoplicatio, bei der die Ränder des Mageneingangs um das Ende des untersten Teils des Ösophagus gefaltet werden). Nach der medizinischen Behandlung kann es nötig sein, logopädisch zu begleiten, um die noch bestehenden Fütterstörungen zu behandeln (Winckel & D'Hondt, 2000). Der unten stehende Kasus gibt hierzu ein Beispiel.

Kasus

Rick wird zwei Wochen nach einer normalen Geburt im Krankenhaus aufgenommen. Sowohl das Stillen als auch das Trinken aus einer Flasche bereiten Schwierigkeiten; er spuckt viel. Da Rick sich oft überstreckt, geben die Physiotherapeuten Tipps für die Lagerung und den Umgang mit ihm. Da er zu wenig trinkt, bekommt er eine Magensonde. Eine Nahrungsmittelallergie wird vermutet und die Nahrung angepasst. Im Alter von sechs Wochen wird Rick logopädisch untersucht, wobei schwache Reflexe beobachtet werden. Das Trinken aus der Flasche gelingt für die ersten 70 ml ruhig und in einem guten Tempo. Danach hört er auf, er trinkt nicht mehr weiter. Wenn der Rest der Nahrung gegeben wird, fängt er plötzlich an zu weinen, verkrampft sich und zieht sich zurück. Aufgrund dieser Beobachtung wurde der pH-Wert gemessen und ein GÖR festgestellt. Durch eine medikamentöse Behandlung verschwinden die Anfälle und nach einer Woche trinkt er sogar die Flasche leer. Im folgenden Monat gelingt die Ernährung angemessen, aber Rick hat sofort Schwierigkeiten, wenn ihm eine andere Nahrung angeboten wird oder wenn die Körperhaltung während des Fütterns geändert wird.

Als Rick neun Monate alt ist, nimmt die Mutter erneut Kontakt zu einer Logopädin auf. Rick trinkt noch immer alles aus der Flasche und will keine feste Nahrung haben. Er fängt an zu würgen und transportiert die angebotene Nahrung wieder aus seinem Mund. Die Mutter berichtet, dass sie es zwar versucht hat, es aber schrecklich fand, wenn er wieder mit dem Würgen begann. Während der Untersuchung trinkt er angemessen aus der Flasche, aber wenn er dieselbe Nahrung mit einem Löffel angeboten bekommt, wehrt er diese stark ab. Es besteht eine Hyperresponsivität des Gesichts und des Mundbereiches (wahrscheinlich durch die negativen Erfahrungen und das nicht rechtzeitige Anbieten einer anderen Speiseart). Rick steckt selbst seine eigenen Hände und auch Spielzeug in seinen Mund. In der Zeit danach wird Rick langsam an kleine Mengen Nahrung gewöhnt, beginnend mit kleinen Tropfen über den Löffel in den Mund, wobei auch die Geschmacksstärke langsam aufgebaut wird. Zwang wird so weit wie möglich vermieden. Des Weiteren werden die Zähnchen geputzt, um die Sensibilität des Mundes zu mindern. Nach zwei Monaten isst er kleine Mengen Gemüse und Obst. Danach wird das Trinken aus einem Becher geübt und kleine Mengen fester Nahrung werden angeboten. Im Alter von eineinhalb Jahren isst er Brot, eine halbe Kartoffel und kleine Mengen Gemüse.

Stoffwechseluntersuchung

Eine Stoffwechselstörung kann sich auf viele Arten zeigen: hochgradige Fütterstörungen, vor allem durch Übergeben und Durchfall, eine verzögerte motorische und kognitive Entwicklung, Hautprobleme, Probleme mit der Atmung und manchmal haben die Kinder zeitweise Schwierigkeiten, wach zu bleiben. Die bekannteste Stoffwechselstörung ist die Phenylketonurie (PKU), bei der der Stoffwechsel der Aminosäure Phenylalanin gestört ist. Das erhöhte Phenylalanin verursacht eine bleibende Hirnschädigung. Wenn das Kind von Geburt an eine phenylalaninarme Diät hält, ist eine Schädigung weniger wahrscheinlich und es besteht die Möglichkeit, dass sich das Kind normal entwickelt. Das Gleiche gilt

für andere Stoffwechselstörungen, die frühzeitig entdeckt werden können. Zusätzlich gibt es aber auch Stoffwechselstörungen, die nicht oder weniger gut zu behandeln sind. Bei diesen Störungen besteht ein progressiver Prozess. Die motorischen und kognitiven Fähigkeiten des Kindes vermindern sich im Laufe der Jahre und damit gleichzeitig auch die Möglichkeit der oralen Nahrungsaufnahme. Bei diesen Kindern ist eine frühzeitige Diagnose wichtig. Die meisten Störungen können durch eine Blut- und Urinuntersuchung diagnostiziert werden.
Auch hier gilt, dass eine Fütterstörung das Symptom einer hochgradigen Störung sein kann. Für den behandelnden Logopäden ist es wichtig, alle Symptome so sorgfältig wie möglich zu notieren und das Kind zurück zum Arzt zu schicken, falls es Gründe gibt, die dafür sprechen, dass die Fütterstörung durch ein körperliches Problem verursacht wird.

Röntgenuntersuchung der Speiseröhre

Wenn die anatomischen Gegebenheiten unklar sind, und damit auch die Funktion des Magens und des Darmes, können Röntgenfotos gemacht werden. Dadurch können Probleme der Speiseröhre, wie z. B. ein (teilweiser) Verschluss des Magens, oder eine Malrotation des Darmes festgestellt werden.

Videofluoroskopie

Wenn Zweifel über den Ablauf des Schluckprozesses bestehen, kann eine Videofluoroskopie viele Informationen über das Schlucken in den verschiedenen Phasen geben. Indikationen für eine Videofluoroskopie sind:

1 Pneumonien, Infektionen der oberen Luftwege
2 Wiederkehrendes Fieber ohne erkennbare Ursache
3 Husten und Verschlucken während oder nach den Mahlzeiten
4 Röchelnde Atmung während oder nach den Mahlzeiten
5 Nasale Regurgitation.

Bei einer Videofluoroskopie wird flüssige oder halbfeste Nahrung mit einem Kontrastmittel vermischt, feste Nahrung wird in eine Kontrastflüssigkeit getaucht. Meistens wird mit Nahrung begonnen, die am besten gegessen werden kann. In der Haltung, in der das Kind sonst auch gefüttert wird, wird das Essen angeboten. Von vorne oder von der Seite wird der Vorgang durch Röntgenstrahlen auf Video festgehalten. Der Vorteil dieser Untersuchung ist, dass man die verschiedenen Stadien des Schluckens genau betrachten kann. Hierbei können auch Reste, die im Mund- oder Halsbereich zurückbleiben, Regurgitation zur Nase, Pooling in den Valleculae, ein verzögerter Schluckbeginn, Penetration[2], Aspiration[3] oder eine verzögerte Öffnung des oberen Ösophagussphinkters beobachtet werden. Auch die

2 Penetration = Nahrung läuft bis auf die Stimmlippen
3 Aspiration = Nahrung gelangt unter die Stimmlippen

Peristaltik der Speiseröhre kann beurteilt werden. Auf diese Weise kann die Therapie genau auf die Diagnostik abgestimmt werden: eine Anpassung der Nahrung (bei verzögertem Schluckbeginn, Aspiration oder Penetration), eine Anpassung der Körperhaltung, eine Operation (z. B. bei angeborenen Fehlbildungen oder Fisteln), eine medikamentöse (z. B. bei Störungen der Peristaltik) oder logopädische Therapie (z. B. bei mundmotorischen Problemen) (Gerven & Engel-Hoek, 2002).

Manometrie

Mit dieser Untersuchung können Druckunterschiede im Pharynx und im Ösophagus gemessen werden. Dadurch lässt sich die Koordination der Muskelaktivität beobachten. Zukünftig kann diese Untersuchung in Kombination mit der Videofluoroskopie viele Informationen liefern.

FEES

Bei der FEES (Fiberoptic Endoscopic Evaluation of Swallowing) wird mit einem flexiblen Endoskop, das durch die Nase bis über die Stimmlippen geführt wird, nach dem Schlucken nach möglichen Nahrungs- oder Speichelresten in den Valleculae oder auf den Stimmlippen gesucht. Der Nachteil dieser Methode ist, dass ein Endoskop in den Körper geführt werden muss. Der Vorteil ist, dass kein Kontrastmittel geschluckt werden muss und Röntgenstrahlen für diese Untersuchung nicht nötig sind.

6 | Die Elternberatung

6.1 Die Rolle der Eltern im Ernährungsprozess

In den vorhergehenden Kapiteln wurde schon besprochen, welche Entwicklung ein Kind in seinen ersten Lebensjahren durchmacht. In diesem Kapitel wird die Rolle der Eltern besprochen. Dabei sind die folgenden Punkte wichtig:

- Essen und Trinken sind die ersten Schritte in der Kommunikation mit der Umgebung. Eltern lernen zu erkennen, wann das Kind Hunger hat und reagieren darauf mit Füttern. Das Kind lernt auf diese Art, dass bestimmtes Verhalten Reaktionen der Umgebung auslöst.
- Alle möglichen Stimuli (Fühlen, Riechen, Hören und Sehen) werden von den Eltern während der täglichen Versorgung angeboten und geben dem Kind die Möglichkeit, eine gute Integration zwischen Sensibilität und Motorik aufzubauen.
- Das Füttern gibt den Eltern die Möglichkeit, sich an ihr Kind zu gewöhnen und es kennenzulernen. Nach den ersten Monaten spielt die Ernährung auch eine wichtige Rolle für die Entwicklung der Selbstständigkeit des Kindes (Füttern mit dem Löffel, kauen, selbst essen und trinken).
- Durch die Ernährung übertragen Eltern ihre eigenen Werte und Normen (z. B. den Teller leer zu essen) und ihren kulturellen Hintergrund (Kartoffeln oder Reis, Verzicht auf Fleisch) auf ihre Kinder.
- Die Mahlzeiten bilden den Treffpunkt der Familie und werden als wichtig wahrgenommen. Während der Mahlzeiten kommunizieren die Familienmitglieder miteinander und es wird Verbundenheit ausgedrückt.
- Die Ernährung spielt eine (meist positive) Rolle in unserem Leben: Den Höhepunkt unserer Feste bildet meistens eine Mahlzeit oder etwas Leckeres. Kinder werden mit einer Süßigkeit oder etwas anderem Essbaren verwöhnt.

All diese Aspekte machen deutlich, dass Probleme mit der Ernährung einen großen Einfluss auf Eltern, Kind und Umgebung haben. Bei der Begleitung der Eltern müssen diese Aspekte mit einbezogen werden. Das bedeutet, dass die Therapeuten und Ärzte ein gutes Einfühlungsvermögen und Geduld haben müssen, um die Behandlung erfolgreich abschließen zu können.

6.2 Schritte in der Elternberatung

Verschiedene Autoren (u. a. Schauster & Dwyer, 1996) plädieren dafür, Fütterstörungen möglichst zu Hause zu begleiten. Falls das Kind noch im Krankenhaus liegt, müssen die Eltern so weit wie möglich bei der Ernährung des Kindes mit einbezogen werden. Wenn das Kind aus dem Krankenhaus entlassen wird und noch Probleme mit der Ernährung vorliegen (z. B. wenn das Kind auch weiterhin per Sonde ernährt wird), ist eine ausführliche Übergabe an die Eltern oder die weitere Begleitung sehr wichtig für die Eltern.

Für die Begleitung von Eltern, die ein Kind mit Fütterstörungen haben, gelten drei Schritte:

- Das Erkennen der Gefühle der Eltern;
- Die Erklärung über das Wie und Warum der Fütterstörung;
- Das kleinschrittige Begleiten des Essens und Trinkens (Untersuchung – Intervention – Evaluation) mit einer aktiven Rolle der Eltern und einer erklärenden oder begleitenden Rolle des Therapeuten.

6.2.1 Die Gefühle der Eltern erkennen

Wenn es nicht oder nur schlecht gelingt, einen Säugling oder ein junges Kind zu füttern, verursacht das noch mehr Schuldgefühle oder Unverständnis als andere Probleme in der Entwicklung des Kindes:

- *„Ich weiß nicht, was wir falsch machen, aber bei jedem Füttern fängt er an zu weinen."*
- *„Sie muss doch nach so vielen Stunden Hunger haben?"*
- *„Wir haben schon alle Sauger ausprobiert, aber keiner war gut."*
- *„Meine Mutter sagt, dass ich früher auch so ein schwieriger Trinker war."*
- *„Nach … ml fängt er an sich zu strecken und will nicht mehr trinken, aber wenn ich ihn dann ins Bettchen lege, fängt er an zu weinen."*
- *„Ich schaffe es nicht mehr: Jedes Füttern dauert länger als eine Stunde, und dann hat sie immer noch nicht genug getrunken."*
- *„Im Krankenhaus hat sie die Flasche leer getrunken, hier zu Hause gelingt das nicht."*
- *„Die anderen sagen, dass ich nicht streng genug bin. Sie sagen, dass er mir jetzt schon auf der Nase herumtanzt."*

Auf diese Weise wird das Füttern zu einem Ereignis, dem die Eltern ungern entgegensehen, das sie nicht schön finden und das viel Spannung bringt, während es eigentlich eine entspannende Situation sein sollte, die der Kommunikation mit dem Kind entgegen kommt. Ein Kind, das oft krank ist und nicht gut wächst, macht die Eltern unruhig und angespannt. Dabei kann der Gedanke, dass ihr Kind das Füttern nicht angenehm findet, Gefühle von Unsicherheit und Schuld verursachen. Das Füttern wird zu einem Vorgang, bei dem nur noch wichtig ist, dem Kind eine bestimmte Menge Nahrung zu geben.

Eine Gefahr bei der Begleitung ist darum auch, als Ausgangspunkt für die Therapie nur die Nahrungsmenge zu sehen, die dem Kind gegeben werden muss. Neben einer gründlichen Beobachtung der Problematik müssen die Eltern auch die Gelegenheit bekommen, ihre Gefühle zu äußern, so dass diese bei der Begleitung eine Rolle spielen können. Es kann auch sinnvoll sein, andere Familienmitglieder bei der Begleitung mit einzubeziehen.

6.2.2 Die Erklärung der Ursache und der Störungsform

In den Niederlanden und in Flandern wird schon seit ein paar Jahren mit dem ‚Hanen Elternkurs für Eltern von Kindern mit hochgradigen Sprachentwicklungsstörungen oder -verzögerungen' gearbeitet. Diese Methode kommt aus Kanada (Manolson, 1996). Eltern lernen dabei schrittweise, sich auf die Kommunikation mit ihrem Kind einzustellen. Ein wichtiger Punkt dabei ist: Warten – Sehen – Hören. Auf die Reaktionen des Kindes warten und sie sehen und die Geräusche, die das Kind macht, hören. Für Kinder mit Fütterstörungen kann diese Serie verändert werden in: Warten – Sehen – Fühlen. Auf die Reaktion des Kindes warten und sehen, wie es auf das Angebotene reagiert. Fühlen, wie das Kind reagiert, wenn die Nahrung in den Mund gebracht wird. Da Eltern meist noch unerfahren sind oder schon viel schief gegangen ist, kann man ihnen helfen, wenn man ihnen das Warten – Sehen – Fühlen beibringt und ihnen Informationen darüber gibt, warum ihr Kind so reagiert.

Kasus

Nick ist ein fünf Monate altes Baby, das Probleme mit dem Trinken aus der Flasche hat. Anfangs beginnt er mit kräftigem Saugen, hört aber immer nach ungefähr 50 ml auf. Nach einer kurzen Pause wird ihm die Flasche wieder angeboten, aber er macht dann schüttelnde Kopfbewegungen, wird immer unruhiger und fängt dann an zu weinen. Die Eltern verstehen dies als Nicht-mehr-trinken-Wollen, machen sich aber Sorgen, weil er dann noch nicht genug getrunken hat. Eine Erklärung über abnehmende Reflexaktivitäten und die Tatsache, dass Nick scheinbar Schwierigkeiten mit der willkürlichen Saugmotorik hat, stellen den ersten Schritt dar. Die Eltern werden das Kopfschütteln als eine suchende Bewegung erkennen und sind somit offen für Tipps, die die Flasche, die Nahrung oder den Umgang mit Nick betreffen.

Wenn man die Normen, Werte und den kulturellen Hintergrund der Familie bei der Behandlung mit einbezieht, können Probleme entstehen. Denn dann spielen auch die Gefühle des Begleiters eine Rolle und es kann schwierig sein, sich in die Eltern und die Familie hineinzuversetzen. Manchmal müssen wir auch die Normen, Werte und Auffassungen über Erziehung von anderen Familienmitgliedern bei der Therapie mit einbeziehen. Wenn der Gedanke entsteht, dass das Verweigern der Nahrung mit dem Dickkopf des Kindes zusammenhängt und dies bedeutet, dass nicht mehr die Eltern der Boss sind, wird es viel Zeit (und Mühe) kosten, zu erklären, dass Zwang auf Dauer nicht funktioniert. In dieser Situation wird man die Ursache der Fütterstörung mehrmals erklären müssen, um eine andere Sichtweise über das Problem zu erlangen.

Kasus
Anne ist ein vier Monate altes Mädchen, das während der Geburt eine Hirnschädigung erlitten hat. Der Kinderarzt hat sie an einen Logopäden überwiesen, da das Füttern mit der Flasche immer schwieriger wird. Der Physiotherapeut, der sie und ihre Eltern begleitet, erklärt, dass jede motorische Aktivität an eine Spannungszunahme gekoppelt ist. Im Umgang mit Anne hat er den Eltern beigebracht, dem Überstrecken kurz nachzugeben, um Anne danach wieder in eine ruhige, entspannte Körperhaltung zu bringen. Auch bei der Ernährung spielt dieses Problem eine Rolle: Die Abnahme des Saugreflexes fordert mehr willkürliche Motorik des Mundbereiches, was wieder mit dem Strecken und einem offenen Mund einhergeht. Das macht das Trinken sehr schwierig. Während der Begleitung muss den Eltern deutlich gemacht werden, dass Anne sehr gerne trinken möchte, aber dass sie es in so einem Moment nicht kann. Den Eltern wird beigebracht, dies zu erkennen und danach zu handeln. Während einer der Besuche bei den Eltern von Anne sind auch die Großeltern anwesend. Jedes Mal, wenn Anne beginnt, sich zu strecken, sagt die Oma, dass Anne nicht mehr trinken will und möchte sie aus dem Arm der Mutter nehmen. Die Mutter lässt sich dadurch verunsichern und das Trinken wird immer schwieriger. Der Oma zu erklären, warum Anne sich überstreckt, und sie im Umgang mit Anne mit einzubeziehen, ist in diesem Moment sehr wichtig.

6.2.3 Das kleinschrittige Begleiten des Essens und Trinkens

Eine ausführliche Diagnostik, in die auch die Informationen anderer Disziplinen (Krankenschwester, Arzt, Physiotherapeut, Ernährungsberater) einbezogen werden, bildet den Ausgangspunkt für die Begleitung. Wenn Informationen bei den Eltern erfragt werden, haben diese die Möglichkeit, ihre Erfahrungen zu berichten und ihre Gefühle zu äußern.

In der Therapie müssen deutliche und erreichbare Ziele formuliert werden, sowohl für die Eltern als auch für den Therapeuten. Den Eltern wird so die Gelegenheit geboten, aktiv an der Behandlung beteiligt zu sein. Zu undeutliche oder zu hoch gestellte Ziele machen die Eltern passiv, sie wehren diese ab oder fallen zurück in ihr altes Verhalten. Für die Begleitung sind diese Ziele wichtig, um Therapieerfolge evaluieren zu können und um zu wissen, welche neuen Schritte gewagt werden können. Das schriftliche Festhalten der Ziele und der Ratschläge gibt den Eltern Halt und macht es leichter, diese beim nächsten Treffen zu besprechen.

Als Beispiel sind hier die ersten Schritte der Begleitung von Anne zu sehen:

	Was wollen wir wie erreichen?	**Wie gelang das?**
Datum: 10. Juni	– Die Nahrungsaufnahme soll nicht länger als eine halbe Stunde dauern. – Erkennen, dass das Überstrecken von Anne in dem Moment entsteht, in dem sie gerne trinken möchte.	Von den Eltern auszufüllen, beim folgenden Besuch besprechen
Datum: 17. Juni	– Während der Ernährung werden beim Überstrecken die Handlungen angewendet, wie sie vom Physiotherapeuten gelehrt wurden. Die Mundkontrolle wird ausgeführt wie geübt. – Auf die Reaktion von Anne warten. – Sehen, was passiert. – Fühlen, was sie macht.	

6.3 Die Zusammenarbeit mit anderen Disziplinen

Bei der Begleitung von Eltern mit einem Kind mit einer Fütterstörung ist eine Absprache über die Ratschläge, die den Eltern gegeben werden, sehr wichtig. Der Informationsaustausch muss einen Teil dieser Absprache bilden. Abhängig von der Situation (Begleitung von einem Krankenhaus, von einer Praxis der verschiedenen paramedizinischen Berufe oder die Begleitung von einem Ernährungsteam) können eine oder mehrere Personen bei der Begleitung mit einbezogen sein. Sowohl bei der Begleitung durch ein Krankenhaus als auch bei der Begleitung durch ein Ernährungsteam sind die Absprachen untereinander meist geregelt. Wenn dies nicht der Fall ist, wird von den betroffenen Mitarbeitern viel gefordert. Es besteht die Gefahr, dass nicht genug Absprachen getroffen werden und von dem Fachwissen der anderen nicht genügend Gebrauch gemacht wird. Rücksprache mit und Informationen von dem behandelnden Kinderarzt oder Hausarzt sind für die gute Begleitung von Eltern und Kind wichtig. Die Zusammenarbeit mit einem Physiotherapeuten (für die motorische Entwicklung und den Umgang mit dem Kind) und einem Kinderarzt (für die gute Zusammenstellung der Nahrung, Ratschläge über Unverträglichkeiten oder Allergien und z. B. für die Versorgung und die Begleitung bei Magensonden oder einer PEG) sind unentbehrlich für den Logopäden, der mit Kindern mit Fütterstörungen arbeitet.

7 | Störungen beim Stillen und/oder Füttern mit der Flasche und die Therapie

Die Phase, in der nur gestillt bzw. das Kind nur über das Fläschchen ernährt wird, reicht meist von der Geburt bis zum vierten oder sechsten Lebensmonat. Probleme beim Stillen oder beim Füttern mit der Flasche kommen sowohl bei Kindern im Krankenhaus als auch bei Kindern zu Hause vor. Dies bringt den Eltern meist viele Spannungen. Frühzeitige und adäquate Hilfe kann zu einer entspannten Nahrungsaufnahme beitragen. Im Allgemeinen geht man von einer Dauer von ungefähr einer halben Stunde pro Mahlzeit aus. Falls die Mahlzeit immer länger dauert, ist das sowohl für das Kind als auch für die Eltern belastend und ermüdend. Wenn die Ernährung große Probleme bereitet, kann beschlossen werden, das Kind kurzzeitig über eine Magensonde zu ernähren, um in das Thema Ernährung Ruhe und Entspannung zu bringen. Ohne den Druck, dem Kind eine bestimmte Menge Nahrung zuführen zu müssen, kann dann gleichzeitig die Ernährung aufgebaut werden. Bei Stillproblemen kann es auch sinnvoll sein, jemanden einzuschalten, der sich mit Muttermilch auskennt, z. B. eine Still- und Laktationsberaterin. Probleme beim Stillen oder bei der Ernährung mit der Flasche können durch Probleme mit der Motorik oder der Stimulusverarbeitung[1] entstehen. Die Störungsbeschreibungen des Stillens oder des Fütterns mit der Flasche gehen von folgender Einteilung aus:

- Trinkstörungen infolge schlechter Koordination zwischen Saugen, Schlucken und Atmung (Desorganisation)
- Trinkstörungen bei schwer auslösbaren Nahrungsreflexen
- Trinkstörungen bei Responsivitätsstörungen (ab einem Alter von ungefähr drei Monaten)
- Trinkstörungen bei anatomischen Fehlbildungen oder Tonus- oder Planungsstörungen

7.1 Trinken bei einer schlechten Koordination von Saugen, Schlucken und Atmen (Desorganisation)

Durch eine schlechte Koordination von Saugen, Schlucken und Atmen bekommt das Kind während des Trinkens eine Atemnot. Die Ursache dieser Desorganisation ist nicht immer deutlich. Es kann sein, dass das Kind das Saugen, Schlucken und Atmen nicht genug geübt hat, da es über einen längeren Zeitraum Sondennahrung erhalten hat. Eine Desorganisation kann auch bei Kindern vorkommen,

1 Für die Beschreibung der Probleme beim Stillen, beim Füttern mit der Flasche oder mit dem Löffel, beim Kauen und beim Trinken aus einem Becher werden die Begriffe ‚keine Reaktion', ‚Hyporesponsivität', ‚Hyperresponsivität' und ‚taktile Abwehr', wie in Kapitel 3 besprochen, genutzt.

denen die Atmung Probleme bereitet (wegen Herzproblemen, Lungenproblemen oder Problemen mit den oberen Luftwegen). Sowohl in der kontinuierlichen als auch in der intermittierenden Saugphase (siehe Kapitel 2) ist eine gute Koordination zwischen den Funktionen Saugen, Schlucken und Atmung nötig. Wenn das Schlucken länger dauert, kann es sein, dass das Kind eine Atemnot erfährt, da nicht genug Zeit zum Atmen bleibt. Wenn mehr Zeit als normal für eine Atembewegung nötig ist, kann das den Rhythmus von Saugen, Schlucken und Atmen beeinflussen. Auch dann kann es sein, dass das Kind eine Atemnot erfährt. Das kann sich dadurch äußern, dass das Kind sich überstreckt, den Sauger aus dem Mund drückt und aufhört zu trinken. Falls die Atmung flach und kurz ist, bleibt zwischendurch nicht genügend Zeit für die Schluckbewegung. Auch hierbei kann man oft beobachten, dass das Kind mit dem Trinken aufhört. Falls trotzdem Nahrung in den Mund kommt, ist es für das Kind schwierig, die Nahrung hinunterzuschlucken (da die initiierende Saugbewegung nicht vorhanden war). Auch dann kann es sein, dass sich das Kind verschluckt und eine Atemnot erfährt.
Diese Kinder sind anhand von ein paar Kennzeichen zu erkennen:

- Die Kinder schlucken mit der Nahrung hörbar Luft, vor allem zu Beginn der Nahrungsaufnahme.
- Der Saugrhythmus ist nicht gut.
- Die Kinder sind während des Fütterns unruhig, bewegen sich viel und probieren, mit der Hand die Flasche aus dem Mund zu drücken.
- Die Kinder müssen oft ein Bäuerchen machen und haben oft Blähungen. Auch zwischen den Mahlzeiten sind die Kinder unruhig und müssen oft ein Bäuerchen machen.
- Die Kinder trinken im Laufe der Zeit immer weniger, verursacht durch den Aufbau negativer Erfahrungen rund um die Ernährung. Wenn die Kinder nach ein paar Millilitern aufhören zu trinken, kann das dadurch erklärt werden, dass der Magen durch das Schlucken von Luft voll ist. Der Saug-Schluck-Reflex wird durch das Hungergefühl aktiviert. Wenn wegen eines vollen Magens (Milch und Luft) der Saug-Schluck-Reflex abnimmt, ist es für diese Kinder schwierig, wieder mit dem Trinken zu beginnen. Wenn die Flasche erneut angeboten wird, läuft Nahrung in den Mund. Da das Kind nicht gesaugt hat, wird es große Schwierigkeiten haben, die Nahrung hinunterzuschlucken, wodurch es eine noch größere Atemnot erlebt. Um dies zu verhindern, zeigen die Kinder Abwehrreaktionen: Sie überstrecken sich, drehen den Kopf zur Seite, drücken mit der Zunge den Sauger aus dem Mund oder weinen.
- Zwar wollen die Kinder häufig am Schnuller saugen und können dies auch über einen langen Zeitraum durchgängig tun, verweigern aber den Sauger der Flasche im Mund. Das Saugen am Schnuller bei gleichzeitigem Verweigern des Flaschensaugers lässt sich dadurch erklären, dass beim Saugen am Schnuller eine nicht-nährende Saugbewegung ausgeführt wird, bei der nur selten ge-

schluckt werden muss. Dabei müssen Saugen, Schlucken und Atmen weniger koordiniert werden.

Die Folgen oben stehender Probleme sind:

- Das Kind trinkt unruhig bei einem schlechten Rhythmus.
- Das Kind hört nach ein paar Millilitern auf zu trinken, obwohl es noch nicht genug getrunken hat. Wenn die Nahrung nochmals angeboten wird, dreht das Kind den Kopf zur Seite, überstreckt sich und fängt an zu weinen.

Therapiemöglichkeiten

- Wenn die Trinkstörung durch eine Desorganisation verursacht wird, muss die Behandlung auf eine Verbesserung der Organisation der Serie Saugen – Schlucken – Atmen gerichtet sein. Die Probleme dieser Kinder entstehen, weil immer wieder Nahrung in den Mund kommt, die das Kind hinunterschlucken muss, während die Atembewegung noch nicht beendet ist. Bei diesen Kindern ist es wichtig, sowohl die Reflexaktivität des Mundbereichs als auch die Nahrungssituation gründlich zu untersuchen. Da das Kind dazu neigt, sich während des Fütterns zu überstrecken, kann es sein, dass der Versorger versucht, die Körperhaltung zu verändern (z. B. den Schultern und der Hüfte mehr Flexion gibt), während die Ursache des Überstreckens (nämlich die Abwehr der Nahrung infolge der Atemnot) nicht gelöst wird. Auch wenn die Zunge weiter als normal aus dem Mund kommt, kann das ein Zeichen der Abwehr sein und muss bei diesen Kindern nicht als eine gestörte Zungenmotorik gewertet werden. Die Begleitung dieser Kinder muss sich auf das Anbieten der Nahrung richten, wobei das Kind so weit wie möglich den Rhythmus des Saugens, Schluckens und der Atmung lernen und bestimmen kann. Dies kann wie folgt erreicht werden:
  1. In dem Moment, in dem das Kind nicht saugt, kommt keine Nahrung aus der Flasche. So bekommt das Kind die Möglichkeit, Atem zu holen und selbst wieder mit dem Saugen zu beginnen, nachdem es die Atembewegung beendet hat. Dies lässt sich auf zwei Arten erreichen. Die erste Möglichkeit ist, die Nahrung etwas einzudicken, so dass sie nicht mehr so schnell aus der Flasche läuft (z. B. mit Nutriton oder Nutrix oder nach Rücksprache mit dem Kinderarzt oder dem Ernährungsberater). Ein Nachteil kann sein, dass das Kind stärker saugen muss als vorher. Das kann Probleme bereiten.
     Die zweite Möglichkeit ist, die Nahrung mit dem SpecialNeeds Sauger anzubieten. Aus dieser Flasche kommt aufgrund eines Ventils nur dann Nahrung heraus, wenn das Kind saugt. Sobald das Kind mit dem Saugen aufhört, kann die Nahrung nicht mehr aus der Flasche laufen. Bei

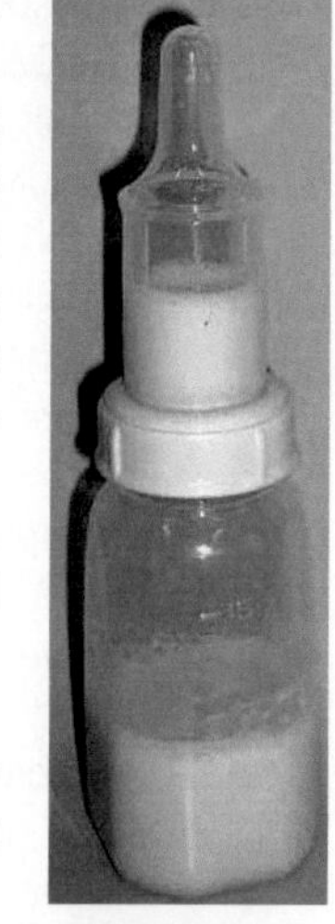

SpecialNeeds Sauger

diesen Kindern ist es wichtig, die Flasche nicht in den Mund des Kindes zu stecken, sondern das Kind selbst die Flasche in den Mund saugen zu lassen. Der SpecialNeeds Sauger hat drei verschiedene Einstellungen, so dass man der Saugkraft und den Schluckmöglichkeiten des Kindes entgegenkommen kann. Auch dadurch hat das Kind die Möglichkeit, die Ernährung so weit wie möglich selbst zu regeln. Das Kind schluckt weniger Luft mit und hat seltener eine Atemnot während des Fütterns. Nach und nach nehmen dann auch die Abwehrreaktionen während des Fütterns ab und von Mal zu Mal trinkt das Kind mehr. Es sollte deutlich sein, dass hier von einem Lernprozess des Kindes und der Eltern die Rede ist. Deswegen kann es ein paar Tage dauern, bis ein deutlicher Fortschritt erkennbar wird.

2. Der Saug-, Schluck- und Atemrhythmus wird dem Kind beigebracht. Den Saugrhythmus kann man dem Kind dadurch beibringen, dass man dem Kind den Sauger in den Mund gibt, diesen einige Male mit der Saugbewegung im Mund bewegt und ihn dann bis zu den Lippen zurückzieht, so dass das Kind mit dem Saugen aufhören muss und Zeit hat, Luft zu holen. Zuerst wird mit drei bis vier Saugbewegungen begonnen, dann werden Pausen von drei bis vier Sekunden gemacht. Wenn dies gut gelingt, können mehr Saugbewegungen hintereinander gemacht und die Pausen länger werden (Palmer et al., 1993a). Der Vorteil dieser Methode ist, dass der Sauger genutzt werden kann, der dem Kind am angenehmsten ist. Ein Nachteil kann sein, dass das Kind immer wieder von vorne mit dem Saugen beginnen muss. Man muss also auch weiterhin das Trinken gut beobachten.

- Das Stillen sollte bei diesen Kindern gut gelingen, wenn die Milch nicht zu schnell aus der Brust strömt. Falls dies aber der Fall ist, kann zuerst ein Teil der Milch abgepumpt werden, der dann durch einen Fingerfeeder gegeben wird. Dabei kann das Kind am kleinen Finger eines Erwachsenen saugen, wobei gleichzeitig mithilfe des Fingerfeeders (einer weichen Spitze, die auf eine Spritze gesetzt werden kann) oder der Monoject Spritze (einer Spritze mit einer krummen Spitze) kleine Mengen Nahrung vorsichtig in den Mund gespritzt werden (0,5-1 ml pro Saugbewegung). Nachdem das Kind geschluckt hat, können nach einer Saugbewegung wieder ein paar Milliliter in den Mund gespritzt werden. Dadurch lernt das Kind Saugen, Schlucken und Atmen zu kombinieren: das sogenannte Saugtraining.

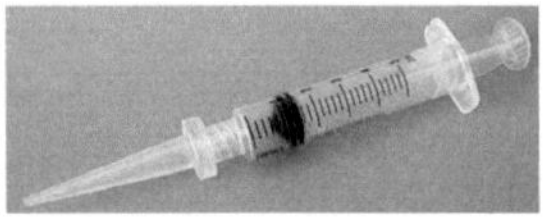

Fingerfeeder

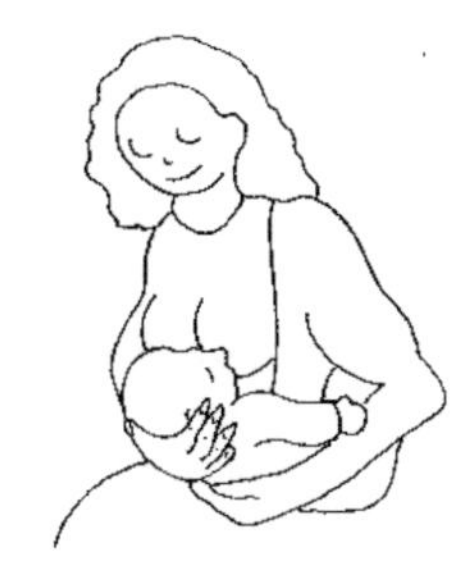

Abbildung 3: Wiegehaltung

- Diese Kinder sollte man in der Wiegehaltung (Abbildung 3) anlegen. Bei dieser Haltung liegt das Baby auf der Seite, mit dem Bauch gegen die Taille der Mutter, so dass der Mund gerade vor die Brustwarze kommt. Auf diese Weise muss das Kind den Kopf nicht drehen und es hat mehr Platz zum Atmen.
- Bei diesen Kindern sollte man sich gut überlegen, ob man ihnen einen Schnuller anbieten möchte. Sicherlich sollte man dies nicht zur Übung des Saugens tun, da bei einem Schnuller ein ganz anderer Rhythmus von Saugen, Schlucken und Atmen besteht als beim Saugen aus der Flasche. Wenn man dem Kind schnell nacheinander den Schnuller und die Flasche anbietet, kann man es damit noch mehr verwirren.
- Bei Kindern, denen die Atmung aufgrund von Herz- oder Lungenproblemen Schwierigkeiten bereitet, sollte man beim Füttern das Tempo und die Art des Luftholens beachten. Eine Möglichkeit ist, immer nach ein paar Saugbewegungen den Sauger oder die Brustwarze aus dem Mund des Kindes zu nehmen, um so dem Kind die Gelegenheit zum Atmen zu geben. Das Problem, das dabei entstehen kann, ist, dass das Kind sehr unruhig und weinerlich wird, wenn der Sauger oder die Brustwarze immer wieder aus dem Mund genommen wird. Bei diesen Kindern kann es dann auch sinnvoll sein, die Nahrung einzudicken oder den SpecialNeeds Sauger zu nutzen. Es ist auch wichtig, die Form des Saugers zu betrachten. Kinder mit Atmungsproblemen trinken am besten aus einem Sauger, der so klein wie möglich ist. Wenn der Mund so wenig wie möglich gefüllt wird, hat das Kind nicht so sehr das Gefühl einer Atemnot (z. B. NUK-Sauger Größe 1).

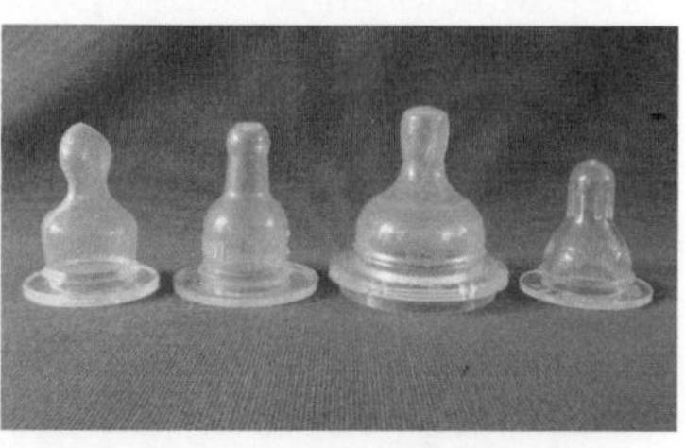

Von links nach rechts: Difrax-Sauger, Dodie-Sauger, AVENT-Sauger, kiefergerecht geformter Sauger

7.2 Trinken bei schwer auslösbaren Nahrungsreflexen

Die Nahrungsreflexe sind für das Neugeborene beim Trinken unverzichtbar. Falls diese Reflexe nicht oder nicht genügend vorhanden sind, kann das Kind nicht oder kaum trinken (Hyporesponsivität). Der Saugreflex ist zu Beginn des Fütterns am wichtigsten. Wenn dieser Reflex nicht oder nur schwer ausgelöst werden kann, kann die Nahrung den Mund nicht erreichen. Falls doch Nahrung den Mund erreicht oder in den Mund gebracht wird (z. B. durch eine Spritze oder aus einer Flasche), wird auch das Schlucken Probleme bereiten, da das Schlucken immer durch das Saugen aktiviert wird. Zusätzlich fehlt die bremsende Wirkung des Saugreflexes, so dass der Würgreflex schneller ausgelöst wird, wodurch das Kind häufig würgt oder spuckt.

Die Ursachen für nicht oder nicht genügend vorhandene Reflexe können folgende sein:

- Eine schlechte Ausgangssituation bei der Geburt (niedrige APGAR-Zahl)
- Wenn das Kind sehr müde und schwer zu stimulieren ist
- Wenn das Kind aufgrund von Krankheit, Fieber, Lungenproblemen oder Magen-Darmproblemen in einer schlechten Kondition ist
- Eine angeborene Hyporesponsivität des Mundbereichs (z. B. bei bestimmten Syndromen)

Die Folge ist, dass das Kind die Saugbewegung nicht beginnen oder beibehalten kann.

Therapiemöglichkeiten

- Wenn Trinkstörungen bei sehr kleinen Kindern durch verminderte Reflexe verursacht werden, muss die Begleitung auf die Stimulation der Reflexaktivität gerichtet sein, die mit der Ernährung zu tun hat. Zusätzlich ist es wichtig, über die Reflexaktivität der Gesamtmotorik und über die spontanen Bewegungen Informationen zu haben (siehe Teile der bereits beschriebenen ausführlichen Untersuchungsformulare) und diese Informationen im Umgang und bei der Begleitung der Säuglinge mit einzubeziehen.
- Falls das Kind gesundheitlich in einem schlechten Zustand ist, darf es mit der Ernährung nicht zu sehr belastet werden. Das bedeutet, dass jedes Mal nur kleine Mengen angeboten werden. Erstens, um dem Kind immer wieder die Gelegenheit zu geben, sich nach der Anstrengung auszuruhen. Außerdem kann es eine natürliche Reaktion des Körpers sein, nicht zu viel Nahrung aufzunehmen. Falls doch zu viel Nahrung angeboten wird, wird das Kind diese wieder ausspucken. Es muss verhindert werden, dass das Trinken mit Atemnot, Bauchschmerzen oder Übelkeit assoziiert wird, wenn das Kind in einem schlechten Zustand ist oder wenn es ihm nicht gut geht (wie z. B. bei Fieber). Wenn dies häufig geschieht, wird das Kind mit der Zeit einen Teil der Nahrung oder die gesamte Nahrung verweigern, auch wenn die Ursache des Problems behoben wurde. Manchmal kann es nötig werden, während einer bestimmten Zeit Nahrung über die Sonde zu geben.
- Neugeborenen mit einer Trinkstörung muss eine Körperhaltung mit viel Flexion und guter Unterstützung geboten werden, ohne dass hierdurch die Atmung behindert wird. Dem Kind viel Wärme zu geben (z. B. dadurch, dass es dicht an die Mutter gelegt wird) hat positiven Einfluss auf das Trinken. Die Wiegehaltung (Abbildung 3, Seite 62) kann gut beim Stillen genutzt werden. Beim Füttern mit der Flasche ist eine gut stützende Haltung auf dem Schoß, bei der beide Schultern und die Hände nach vorne gehalten werden, wichtig.

Bei einem sehr schläfrigen Kind bereitet das Füttern oft Probleme, da das Kind nur schwer zu wecken ist und während des Fütterns häufig einschläft. Bei diesen Kindern ist es wichtig, ihnen in den wacheren Momenten kleine Mengen Nahrung anzubieten, wodurch die Wachheit an das Hungergefühl und das Trinken gekoppelt wird.

Eine sorgfältige Untersuchung der verschiedenen oralen Reflexe sowohl vor als auch während und nach dem Füttern ist sehr wichtig. Es bestehen verschiedene Möglichkeiten:

- Der Saug-Schluck-Reflex und der Beißreflex sind nicht oder nur kaum vorhanden, aber durch den Palmomental-Reflex können Reaktionen und Saugbewegungen im Mundbereich ausgelöst werden. Während der ersten Wochen kann man diesen nutzen, um das Saugen zu stimulieren. Der Ballen des Daumens einer Hand kann leicht oder mit ein wenig Druck gerieben werden, während der Sauger oder die Brustwarze gegen die Lippen gehalten wird. Die Reaktionen im Mundbereich, die dadurch entstehen, können den Start des Fütterns stimulieren. Indem man den Sauger oder die Brustwarze vorsichtig in den Mund bringt, während man den Daumenballen auch weiterhin stimuliert, kann das Saugen initiiert werden. Wenn das gelingt, kann die Stimulierung kurz unterbrochen werden, bis das Kind erneut aktiviert werden muss. Auf diese Weise wird das Saugen geübt und oft kann in den kommenden Tagen beobachtet werden, dass der Saugreflex stärker wird, wodurch sich das Trinken vereinfacht.
- Auf die gleiche Art kann der Rooting-Reflex genutzt werden, um das Saugen zu stimulieren. Der Stimulus muss dann von der Wange aus in Richtung des Mundwinkels in einem langsamen Tempo gegeben werden, um dem Kind die Möglichkeit zu geben, darauf zu reagieren. Der Kopf wird sich in die Richtung des Stimulus drehen und es können leichte Saug- oder Lutschbewegungen entstehen. Gleichzeitig mit dem Aufrufen des Rooting-Reflexes kann der Sauger oder die Brustwarze an die Lippen gehalten werden, um sie zu Beginn der Saug- oder Lutschbewegung in den Mund zu bringen.
- Während einer sorgfältigen Untersuchung des Saugreflexes kann deutlich werden, dass dieser nur in einem kleinen Teil des Mundbereiches ausgelöst werden kann. Meistens kann der Saugreflex am besten an den Lippen (Außen- oder Innenseite) und der Zunge ausgelöst werden. Bei manchen Kindern entsteht hier noch keine deutliche Reaktion, außer wenn die Kieferränder (vor allem des Oberkiefers) und der vordere Teil des Gaumens stimuliert werden. Wenn die Brustwarze oder der Sauger mit ein wenig Druck und einer leichten Bewegung von vorne nach hinten den Oberkiefer und den ersten Teil des Gaumens berührt, kann es trotzdem gelingen, den Saugreflex auszulösen, durch den das Kind in der Lage ist zu trinken.

- Wenn der transversale Zungenreflex ausgelöst werden kann, kann dieser zum Aktivieren der Zunge genutzt werden und damit das Saugen auslösen. Wenn kleine Mengen Nahrung mit einer Spritze in die Wangentasche befördert werden, kann dieser Reflex auch genutzt werden, um mit dem Trinken zu beginnen.
- Wenn das Saugen dadurch ausgelöst werden kann, wenn das Kind an einem Finger lutscht, kann es sinnvoll sein, den Fingerfeeder zu nutzen. Falls das Kind auf diese Art etwas trinkt, kann nach ein paar Tagen probiert werden, ob es selbst etwas Nahrung aus der Spritze saugen kann. Wenn das gelingt, kann der Übergang zum Stillen oder zum Füttern mit der Flasche probiert werden.

Kasus

Nach der Geburt ist es nicht gelungen, Anouk trinken zu lassen. Sie war sehr schläfrig. Mithilfe einer Pipette hat sie in den ersten Tagen nur wenige Milliliter bekommen. Danach wurde sie in einem Krankenhaus aufgenommen, in dem sie über die Sonde ernährt wurde. Auch ausführliche Untersuchungen konnten keine Klarheit über die Schläfrigkeit und das Nicht-Trinken bringen. Als sie 10 Tage alt war, kam sie mit Sondennahrung nach Hause, wo sie logopädische Therapie erhielt. Bei der oralen Untersuchung (vier Stunden nach dem letzten Füttern) wurde deutlich, dass Anouk einen schwachen Palmomental-Reflex mit nur leichten Reaktionen im Mundbereich und einen nur nach vielen Stimulierungen auszulösenden Saugreflex hatte. Diese Reflexe wurden genutzt, um das Trinken zu initiieren. Zu Beginn des Fütterns wurde eine der Hände massiert. Sobald im Mundbereich Bewegungen zu sehen waren, wurde die Spitze des Saugers vorsichtig gegen die Lippen gehalten. Bei der ersten Reaktion wurde der Sauger weiter in den Mund gebracht, jedoch nur, solange sie saugte. Auf diese Weise konnte sie zu Beginn einige Schlucke trinken. In den folgenden Tagen wurde die Menge vergrößert, wobei so oft wie möglich versucht wurde, die Nahrung in den Momenten anzubieten, in denen sie am wachesten war. Nach drei Wochen trank sie alle Flaschen leer, wobei sie während des Trinkens häufig einschlief. In den folgenden Wochen wurde sie immer wacher und konnte besser angeben, wann sie Hunger hatte. In einem Alter von zwei Monaten waren alle Nahrungsreflexe kräftig vorhanden.

Bei Kindern mit einer Hirnschädigung muss man vorsichtig mit dem Stimulieren der Reflexe sein, da die Gefahr besteht, dass diese pathologisch das Füttern verhindern (siehe hierfür Kapitel 11).

7.3 Trinken bei Responsivitätsproblemen

Wenn sich die Empfindlichkeit im Mundbereich verändert, muss das Kind darauf reagieren. Die Ernährungsreflexe nehmen ab, der Würgreflex verlagert sich nach hinten und der Mundbereich ist weniger empfindlich. Aber es müssen auch andere Stimuli aufgefangen und verarbeitet werden (sensorische Integration). Manchmal entstehen dann Probleme beim Trinken. Die folgenden Aspekte können dabei genannt werden (Palmer et al., 1993b):

- Das Kind kann das Saugmuster nicht beibehalten, obwohl es anfangs motorisch gut aussieht. Es scheint so, als ob das Kind sich an den Stimulus des Saugers gewöhnt und dadurch nicht mehr stimuliert wird, weiterzutrinken.
- Das Kind lässt sich am besten füttern, wenn es schläfrig ist (in einem schläfrigen Zustand ist die Reflexaktivität noch stärker). Meistens trinkt das Kind nachts oder wenn es schläft besser.
- Das Kind zeigt die sogenannte Saugverwirrung. Hierbei trinkt das Kind angemessen an der Brust, aber die Umstellung auf das Trinken aus der Flasche gelingt nicht. Dann gelingt auch das Stillen nicht mehr so gut.
- Obwohl das Saugen gut gelingt, hat das Kind Schwierigkeiten, wenn unterschiedliche Geschmacksrichtungen durch den Sauger angeboten werden. Das Kind ist nicht in der Lage, die Unterschiede zu entdecken und darauf zu reagieren. Oft ist dann eine starke Abwehrreaktion zu beobachten.

Die Folge ist, dass das Füttern lange dauert oder das Kind nicht genug trinkt. Es wächst zu wenig und zeigt eine sinkende Wachstumskurve.

Therapiemöglichkeiten

Wenn sich das Kind zu schnell an den Stimulus des Saugers gewöhnt und dadurch das Saugmuster nicht beibehalten kann, ist das oft sehr frustrierend für die Eltern oder Versorger. Das Kind scheint noch Hunger zu haben oder muss auf jeden Fall mehr trinken, um genug Nahrung zu erhalten, aber das gelingt nicht. Die Gefahr, dass Eltern dann probieren, das Kind unter Zwang zu ernähren, ist sicherlich gegeben. Manchmal halten die Eltern das Kind zu fest. Die Erklärung des Problems ist ein erster Schritt. Danach kann man sehen, ob es andere Möglichkeiten gibt, um dem Kind Nahrung anzubieten.

- Es muss eine Haltung für das Kind gesucht werden, in der es sich mit einer sicheren Stabilität bewegen kann. Zusätzlich kann es dem Kind Ruhe geben, wenn man während des Trinkens aus der Flasche eine Hand kräftig massiert. Dann wird das Kind weniger Verlangen haben, gegen die Flasche zu drücken, und bei Kindern, die noch Reste eines Palmomental-Reflexes zeigen, wird auch dieser beim Trinken eingeschaltet. Das Anbieten eines anderen Saugers oder einer anderen Flasche bringt meist nicht viel Verbesserung, da das gleiche Problem (nämlich die Gewöhnung an den Stimulus des Saugers) bestehen bleibt. Wenn das Kind Schwierigkeiten mit Nahrung hat, die ihm in den Mund läuft, wenn es nicht saugt, kann eventuell ein SpecialNeeds Sauger genutzt werden. Mit dieser Flasche kann die normale Nahrung gegeben werden, das Kind muss nicht extra stark saugen. Eine andere Möglichkeit ist, die Nahrung nun mit dem Löffel zu geben, nachdem das Kind mit dem Saugen aufgehört hat. Das bedeutet, dass die Nahrung jedes Mal in zwei Teilen angeboten wird: zuerst mit der Flasche, und was übrig bleibt, mit dem Löffel (eventuell etwas eingedickt). Wenn dies für das Kind noch zu schwierig ist, kann überlegt werden, mithilfe des SpecialNeeds Saugers die restliche Nahrung vorsichtig in den Mund zu spritzen. Hierbei muss man sehr vorsichtig sein, es ist wichtig, dass jedes Mal nur kleine Mengen Nahrung in den Mund gespritzt werden. Danach muss das Kind die Möglichkeit erhalten, die Nahrung hinunterzuschlucken. Durch eine gute Beobachtung des Kindes kann ein ruhiger Rhythmus von Einspritzen, Schlucken und Atmung aufgebaut werden. Wenn das Kind Unruhe oder eine Atemnot zeigt oder die Nahrung nicht hinunterschlucken kann (Anzeichen sind: Überstrecken, Drehen des Kopfes, auslaufende Nahrung aus dem Mund), dann muss mit dem Spritzen aufgehört werden, um eine Nahrungsverweigerung zu verhindern.

- Wenn das Kind in einem eher schläfrigen Zustand besser gefüttert werden kann, kann das mit der Verarbeitung der unterschiedlichen Stimuli (Licht und Geräusche) zu tun haben. In einem schläfrigen Zustand reagiert das Kind weniger auf diese Stimuli und kann dadurch besser trinken. Das ist häufig abends und früh morgens der Fall. Die Begleitung sollte sich auf die Suche nach Körperhaltungen und Plätzen richten, in denen so wenige Stimuli wie möglich geboten werden. Gedämmtes Licht und wenig Krach und unerwartete Geräusche sind dabei wichtig. Auch die Lagerung und die Art des Festhaltens können viele Stimuli bieten, durch die das Kind vom Trinken abgelenkt wird. Es ist notwendig, dass derjenige, der dem Kind die Flasche gibt, eine so entspannte und ruhige Haltung wie möglich einnimmt. Wenn das Kind nicht trinkt, halten Eltern es häufig kräftig fest, um so das Trinken zu fördern. Wenn zusätzlich auch noch dabei gelaufen wird und das Kind sachte gewiegt oder geschüttelt wird, dann bekommt es zu viele Stimuli, wodurch das Trinken noch schwieriger wird. Falls es für die Eltern schwierig ist, dies zu unterlassen, kann das Kind auf ein Kissen oder in einen Baby-Wippstuhl gelegt werden, um ihm während des Fütterns so wenige Stimuli wie möglich zu bieten.
- Wenn das Kind in einem schläfrigen Zustand besser trinkt, kann das auch damit zusammenhängen, dass die Reflexaktivität in diesem Zustand stärker ist. Dann kann man beschließen, das Kind nicht zu füttern, wenn es gerade wach wird, sondern dann, wenn es fast einschläft. Die Veränderung dieses Rhythmus braucht einige Tage.
- Die Umstellung von der Brust zur Flasche bereitet den meisten Kindern keine Probleme. Meistens können sie sich innerhalb eines Tages von der Brust an die Flasche gewöhnen. Bei Kindern mit Responsivitätsproblemen kann dies schwieriger sein, da der Stimulus des Saugers ein anderer ist als der der Brustwarze. Wenn mit dem Füttern mit der Flasche neben dem Stillen begonnen

wird, kann es sein, dass das Stillen eventuell wegen der produzierten Milchmenge nicht mehr gelingt. Das kann zum Problem werden. Wenn das Kind nicht aus der Flasche trinkt und das Stillen nicht mehr stimuliert werden kann, entsteht eine angespannte Situation, die die Ernährungssituation nicht verbessert. Bei einem Kind mit Problemen beim Übergang vom Stillen zum Füttern mit der Flasche bestehen drei Möglichkeiten:

1. Falls es noch gelingt, wird wieder ganz zum Stillen zurückgekehrt. Zusätzlich probiert man, dem Kind andere Nahrung (Gemüse, Obst oder Brei) über den Löffel zu geben. Auf diese Weise kann schon mit einer anderen Art des Ernährens begonnen werden.
2. Falls das Kind an der Brust kräftig saugen muss, bis Milch kommt, wird es das auch bei der Flasche tun. Dadurch kann zu viel Nahrung auf einmal in den Mund kommen, die das Kind nicht runterschlucken kann. Weil das Kind die verschiedenen Arten des Trinkens nicht leicht voneinander unterscheiden kann, wird es auch weiterhin kräftig saugen. Verschlucken, Atemnot und Nicht-mehr-trinken-Wollen können hiervon die Folge sein. Das Füttern mit dem SpecialNeeds Sauger oder einer anderen Flasche mit der gleichen Funktionsweise kann hier sicherlich hilfreich sein. Dadurch ist es möglich, das Trinken (nach ein paar Tagen Gewöhnung) an der Brust und aus der Flasche im Laufe des Tages abzuwechseln.
3. Falls das Stillen wegen der verringerten Milchproduktion nicht mehr möglich ist, kann am besten ganz über die Flasche ernährt werden. Abhängig von der Saugtechnik kann eine normale Flasche mit einem normalen Sauger oder eine angepasste Flasche ausgesucht werden. Wenn dem Kind nur eine Art des Trinkens angeboten wird (nämlich immer mit dem gleichen Sauger), erhält das Kind immer den gleichen Stimulus und hat die Möglichkeit, sich an den Sauger zu gewöhnen. Häufig den Sauger zu wechseln, um auszuprobieren, welcher am besten für das Kind ist, ist hier abzuraten.

- Kinder mit Responsivitätsproblemen im Mundbereich haben manchmal Probleme, sich an eine andere Nahrung oder einen anderen Geschmack zu gewöhnen. Die effektivste Art, sie an einen anderen Geschmack zu gewöhnen, ist, sehr kleine Mengen der neuen Nahrung mit der gewohnten Nahrung zu vermischen. Jedes Mal werden 10 bis 15 ml der neuen Nahrung, an die sich das Kind gewöhnen soll, der gewohnten Nahrung zugefügt. Nach ein paar Tagen wird dann nochmals die gleiche Menge hinzugefügt. Bei Zeichen von Abwehr (Verweigern, Würgen, Überstrecken) wird ein Schritt zurück gemacht oder eine kleinere Menge hinzugefügt.

7.4 Trinken bei anatomischen Abweichungen und Tonus- oder Planungsstörungen

Anatomische Abweichungen, Tonus- und Planungsstörungen machen es dem Kind manchmal teilweise oder ganz unmöglich, die Funktion des Saugens auszuführen. Die Trinkstörungen nennt man dann auch funktionell oder auf dysfunktioneller Basis. Kinder mit anatomischen Problemen und Tonusstörungen werden in Kapitel 11 besprochen. Zusätzlich gibt es Kinder, bei denen die Funktionsstörungen beim Trinken durch Folgendes verursacht werden:

- Niedriger Grundtonus mit ungeklärter Ursache
- Eine (leichte) orale Dyspraxie, die vor allem Probleme bereitet, wenn die Reflexaktivität des Mundbereiches abnimmt und für die willkürliche Mundmotorik Platz machen muss. Zu Beginn des Fütterns, wenn die Reflexaktivität noch stark vorhanden ist, verläuft das Trinken gut, aber wenn diese während des Fütterns weniger wird, entstehen Probleme. Die Planung von aufeinanderfolgenden Bewegungen für das Saugen und Schlucken ist für diese Kinder schwierig.

Die Folgen davon sind:

- Die Kraft, mit der das Kind saugt, ist nicht ausreichend, um Nahrung aufzunehmen.
- Das Füttern dauert sehr lange, da das Kind immer wieder mit dem Trinken aufhört, eine Zeit lang keine Bewegungen mit den Lippen und der Zunge macht und danach wieder große Mühe hat, mit dem Trinken zu beginnen. Manchmal sind zu Beginn des Trinkens Suchbewegungen oder Würgen zu beobachten.

Therapiemöglichkeiten

- Wenn der Grundtonus niedrig ist, kann das auch im Mundbereich Probleme verursachen. Eine gut stützende Körperhaltung muss gesucht werden. Beim Stillen kann man die Wiegehaltung (Abbildung 3, Seite 62) nutzen. Zusätzlich kann es nötig sein, einen Sauger mit einem größeren Loch zu nehmen (Dodie-Sauger auf Stand III oder einen Breisauger), aber dann muss man besonders darauf achten, ob sich das Kind verschluckt. Manchmal kann es nötig sein, die Lippen und Wangen zu unterstützen, um einen guten Lippenschluss um die Brustwarze oder den Sauger zu erreichen.

Kasus

Stefanie wird in einem Alter von vier Monaten beim Logopäden angemeldet, da sie Probleme beim Trinken aus der Flasche hat. Sie muss täglich fünf Mal 180 ml trinken, aber sie erhält durchschnittlich nur 600 ml täglich. Die Mutter macht sich große

Sorgen. Stefanie ist ein waches Baby, sie kann gut Blickkontakt aufbauen und lacht schnell. Bei der oralen Untersuchung wird deutlich, dass die Reflexaktivität abnimmt, aber alle Reflexe außer dem Palmomental-Reflex noch ausgelöst werden können. Sie trinkt aus einer Flasche mit einem vorgeformten Sauger. Anfangs trinkt sie ganz gut: Sie saugt gut und schluckt gut. Der Saugrhythmus ist wechselnd. Nach ca. 80 ml hört sie auf zu trinken. Die Mutter hält den Sauger in den Mund des Kindes und Stefanie macht Suchbewegungen, sie dreht den Kopf hin und her und öffnet und schließt den Mund. Zusätzlich streckt sie die Zunge mehrmals aus dem Mund. Die Mutter erklärt sich dies als Nicht-mehr-trinken-Wollen, aber findet, dass sie noch nicht genug getrunken hat. Sie hält Stefanie kräftiger fest, die jetzt versucht, mit ihren Händen die Flasche wegzudrücken. Als die Mutter auch die Hände festhält, fängt Stefanie an zu weinen und überstreckt sich. Dann gelingt es nicht mehr, sie trinken zu lassen.

- Wenn während der ersten Lebensmonate die Reflexaktivität abnimmt, bevor die willkürliche Motorik auftritt und geübt werden kann, wird das Kind zu Beginn des Fütterns, wenn die Reflexaktivität noch ganz gut vorhanden ist, gut trinken. Sobald das erste starke Hungergefühl und daran gekoppelt die Reflexaktivität verschwunden sind, muss die willkürliche Motorik genutzt werden. Wenn diese noch nicht gut genug ausgebildet ist, entstehen Suchbewegungen (das weite Öffnen des Mundes, die Zunge kommt weit aus dem Mund, das Drehen des Kopfes) und manchmal wird das Kind nach einiger Zeit weinen. Dies wird oft als Nicht-mehr-trinken-Wollen und als Nahrungsverweigerung aufgefasst. Meist ist es jedoch so, dass die Suchbewegungen verschwinden und das Kind doch noch weitertrinkt, wenn es gelingt, das Kind saugen zu lassen. Dies kann durch die Stimulation der verschiedenen Reflexe erreicht werden, wie in 7.2 beschrieben. Eine andere Möglichkeit ist, den Kiefer vorsichtig auf und ab zu bewegen, während der Sauger im Mund ist, um das Saugen auszulösen. Wichtig ist, die Signale des Kindes nicht als Nahrungsverweigerung zu verstehen, sondern als Unvermögen, mit dem Trinken zu beginnen (Probleme mit automatisierten Bewegungen). Auch kann es hilfreich sein, den Mundbereich des Kindes durch Druck am Mundboden zu unterstützen und bei den Wangen den Mundbereich zu verkleinern, so dass die Möglichkeit, ein Vakuum zu erzeugen, größer wird.
- Wenn das Kind zwischendurch aufhört zu trinken und würgt, wenn der Sauger wieder in den Mund gebracht wird, kann dies unterschiedliche Gründe haben. Erstens kann es sein, dass der Saug-Schluck-Reflex den Würgreflex nicht mehr bremst, wenn die Reflexaktivität nach dem Trinken eines Teils der Nahrung abgenommen hat. Da noch nicht genügend willkürliche Saugmotorik vorhanden ist, ist das Würgen stärker als die Möglichkeit zu trinken. Das Würgen muss so weit wie möglich verhindert werden, um an das Füttern keine negativen Erfahrungen zu koppeln. Wenn der Sauger erst gegen die Lippen gehalten wird und dem Kind dann die Gelegenheit gegeben wird, den

Sauger in den Mund zu saugen (wobei es häufig noch möglich ist, das Saugen am Oberkiefer und dem Gaumen auszulösen), kann verhindert werden, dass das Kind würgt. Durch das Stimulieren des Saugens wird der Würgreflex gebremst. Zusätzlich ist es wichtig, die Form des Saugers zu betrachten. Der Sauger sollte so kurz wie möglich sein. Bei einem längeren Sauger ist es wahrscheinlicher, dass das Kind würgt.

- Auch ist es möglich, dass das Kind nicht pro Mahlzeit mehr Nahrung im Magen vertragen kann. Als eine natürliche Schutzreaktion würgt es. Es ist dann wichtig, die Menge und die Zusammenstellung der Nahrung jedes Mal anzupassen.

8 | Störungen beim Füttern mit dem Löffel und die Therapie

Die ersten Löffelchen Nahrung, die das Kind isst, werden von vielen Eltern als ein wichtiger Schritt in der Entwicklung ihres Kindes erfahren, aber auch als eine deutliche Veränderung der Beziehung. War es zunächst so, dass das Kind durch eine Flasche oder die Brust vollkommen abhängig und dicht am Körper eines Elternteils gefüttert wurde, entsteht ein immer unabhängigeres Nahrungsmuster und mehr Abstand, wenn das Kind mit dem Löffel gefüttert wird. Das Kind nutzt mehr und mehr bewusste, willkürliche Motorik, wofür das Öffnen oder Schließen des Mundes ein deutliches Beispiel ist. Die ersten Löffelchen, die gegeben werden, sind eine Kombination aus Entdecken, Gewöhnen und Üben sowohl vonseiten des Kindes als auch vonseiten der Eltern. Das Kind wird verschiedene Geschmacksrichtungen entdecken, muss sich an eine andere Art des Essens gewöhnen und die Mundmotorik üben. Die sensorische Integration spielt hierbei eine wichtige Rolle. Responsivitätsprobleme (Hypo- oder Hyperresponsivität oder taktile Abwehr) können den Prozess stark beeinflussen. Die Eltern entdecken andere Möglichkeiten ihres Kindes. Sie müssen sich an den größeren Abstand zu ihrem Kind und an die andere Art des Fütterns gewöhnen. Probleme in diesem gesamten Prozess können dadurch verursacht werden, dass die Umstellung nicht gut gemacht wurde. Genauso wie bei den Problemen mit dem Stillen oder beim Füttern mit der Flasche kann dies Spannungen bei den Eltern verursachen. Eine frühzeitige Begleitung kann viele Probleme verhindern. Auch jetzt ist es wichtig, die Probleme gründlich zu inventarisieren, um die Begleitung so effektiv wie möglich zu gestalten.
Abhängig von verschiedenen Faktoren kann das Kind mit dem Löffel gefüttert werden, wenn es drei bis sechs Monate alt ist. Die Entwicklung von der reflektorischen zur willkürlichen Motorik spielt dabei eine wesentliche Rolle, aber auch Aspekte wie Krankheitsphasen, allergische Reaktionen und die Möglichkeit der Mutter zum Stillen sind einflussreich.

Die Probleme beim Füttern mit dem Löffel können eingeteilt werden in:
- Füttern mit dem Löffel bei gestörter Responsivität;
- Füttern mit dem Löffel bei oral-motorischen Problemen;
- Füttern mit dem Löffel bei einer Kombination aus oral-motorischen Problemen und Responsivitätsproblemen.

8.1 Füttern mit dem Löffel bei einer gestörten Responsivität

Die Tatsache, dass das Kind nicht bewusst den Mund öffnet, wenn es den Löffel sieht, sondern dass es eine Lutschreaktion der Lippen und der Zunge auf den Stimulus des Löffels zeigt, ist ein Zeichen dafür, dass die Reflexaktivität im Mund-

bereich noch stark vorhanden ist. Dies sollte auch in der oralen Untersuchung deutlich werden. Die Folge ist dann: *Das Füttern mit dem Löffel gelingt nicht, da das Kind am Löffel lutscht.*
Abhängig vom Alter des Kindes muss darauf geachtet werden, welche Schritte für einen guten Start beim Füttern mit dem Löffel gemacht werden können.
Falls das Kind erst zwischen drei und fünf Monaten alt ist, kann noch ein paar Wochen mit dem Füttern mit dem Löffel gewartet werden, um der Entwicklung von den Reflexen zur willkürlichen Motorik eine Chance zu geben.
Falls das Kind älter als sechs Monate ist und die Reflexe noch stark vorhanden sind, ist es sinnvoll, auch die weitere motorische Entwicklung zu beobachten, um zu sehen, ob eine allgemein verzögerte Entwicklung besteht.

Therapiemöglichkeiten

Die Begleitung muss sich auf das Normalisieren der Responsivität im Mundbereich richten, um das Kind mit dem Löffel füttern zu können. Dabei muss man vorsichtig sein, um die sensorische Integration gut verlaufen zu lassen. Der Ausgangspunkt bei Hyperresponsivität ist, dass das Kind allerlei Stimuli im Mundbereich angeboten bekommt, ohne dass starke Reaktionen im Mundbereich auftreten. Dazu können folgende Schritte unternommen werden:

- Die Handflächen des Kindes kräftig massieren. Hierbei geht es um den Abbau von Reaktionen im Mundbereich bei Berührung der Hände, die als Reste des Palmomental-Reflexes gesehen werden können. Wenn diese Massage anfangs nur sehr kurz und im Laufe der folgenden Wochen immer länger ausgeführt wird, ist dieser Abbau möglich.
- Massage (kräftiges Reiben) über den Kopf und die Wangen in Richtung des Mundes, wobei so weit wie möglich verhindert werden muss, dass zu starke Reaktionen im Mundbereich entstehen. Zeichen von Unruhe oder Stress (das Wegdrehen des Kopfes oder Überstrecken) zeigen an, dass das Kind dies nicht schön findet. Diese Stimuli sollten nur kurz angeboten werden, um dem Kind die Gelegenheit zu geben, zu reagieren.
- Die Massagen sollten am besten in einer für das Kind angenehmen Haltung ausgeführt werden, z. B. gut gestützt auf dem Schoß des Versorgers. Nach zwei bis vier Wochen kann erneut mit dem Füttern mit dem Löffel begonnen werden. In der zwischenliegenden Zeit sollte man besser keine Nahrung über den Löffel anbieten, um zu verhindern, dass das Lutschen am Löffel immer wieder ausgelöst und dadurch zur Gewohnheit wird.

Manchmal kann der Mund willkürlich geöffnet werden, aber der beschützende Würgreflex hat sich noch nicht weit genug nach hinten verlagert. Beim Saugen aus der Flasche oder an der Brust wird dieser Reflex noch genügend gebremst, aber das geschieht nicht, wenn nicht gesaugt wird. Die Folge ist dann: *Das Füttern mit dem Löffel bereitet Probleme, da das Kind würgen muss, wenn der Löffel in den Mund gebracht wird.*

Das Würgen wird meist als sehr unangenehm empfunden und häufig verweigert das Kind nach ein paar Versuchen das Füttern mit dem Löffel. Falls sich die Probleme ergeben, wenn das Kind jünger als sechs Monate ist, sollte man besser noch warten, bis man das Kind mit dem Löffel füttert.
Falls das Kind schon älter ist, besteht eine Hyperresponsivität. Dann ist es sinnvoll, Ratschläge zu geben oder die Familie zu begleiten, um schwerwiegendere Probleme zu verhindern.

Therapiemöglichkeiten

- In erster Linie wird der Ratschlag erteilt, das Kind (für einen kurzen Zeitraum) nicht mit dem Löffel zu füttern, um häufiges Würgen zu vermeiden. Erstens, um diese Reaktion nicht zu verstärken. Zusätzlich sollen negative Erfahrungen beim Füttern mit dem Löffel so gut wie möglich verhindert werden.
- Wenn das Kind beim Füttern mit dem Löffel zu weit nach hinten liegt, wird die flüssige Nahrung zu schnell nach hinten in den Mund laufen. Das kann einen Würgreflex hervorrufen. In diesem Fall kann es schon was bringen, wenn das Kind beim Füttern gerader sitzt.

Falls die orale Untersuchung zeigt, dass vorne im Mund noch ein Würgreflex besteht, muss sich die Begleitung auf die Verminderung der Stimulierbarkeit richten. Hierbei können die Massagen genutzt werden, die auch Kindern angeboten werden, bei denen der Saugreflex noch zu stark vorhanden ist. Bei diesen Kindern muss sich der Schwerpunkt der Begleitung darauf richten, den Würgreflex so selten wie möglich auszulösen.

Kasus

Im Alter von sieben Monaten wurde Charlotte bei der Logopädin angemeldet. Ihre Mutter versuchte schon ab dem vierten Monat, sie vom Löffel essen zu lassen, aber das gelang nicht. Bei der Beobachtung des Fütterns mit dem Löffel wurde deutlich, dass sie den Mund öffnet, wenn sie den Löffel sieht, aber die Nahrung nicht vom Löffel abstreift. Die Mutter streift die Nahrung an der Oberlippe ab. Wenn die Nahrung in den Mund kommt, beginnt Charlotte zu würgen. Im Gesicht, im Mundbereich und an den Händen ist sie sehr stimulierbar: Sie wehrt Berührungen ab oder beginnt sich zu überstrecken. Der erste Schritt der Begleitung bestand darin, für eine kurze Zeit mit dem Füttern mit dem Löffel aufzuhören und ihr Massagen an den Händen und im Gesicht zu erteilen. Nach zwei Wochen wurde erneut versucht, sie mit dem Löffel zu füttern, wobei der Löffel vorne im Mund auf die Zunge gelegt wurde, um das aktive Abstreifen zu stimulieren. Obwohl es anfänglich auf diese Art nur sehr kleine Mengen waren, die sie aß, war dies nicht an ein Würgen gekoppelt. Nach ein paar Wochen aß sie problemlos Gemüse und Obst mit einem Löffel und auch der Übergang auf feste Nahrung bereitete keine Probleme.

- Die Stimuliverarbeitung im Mund ohne zu würgen kann auch dadurch angeregt werden, dass die eigenen Hände des Kindes oder Spielsachen in den Mund gebracht werden. Hierbei muss das Kind gut gestützt auf dem Schoß sitzen, so gerade wie möglich. Von den Schultern aus werden die Arme und Hände in die Richtung des Mundes gebracht und eventuell gegen die Lippen gehalten. Das Kind darf selbst das Tempo und das Ausmaß, in dem die Hände in den Mund kommen, bestimmen. Es muss verhindert werden, dass das Kind die Hände zu weit in den Mund steckt, wodurch es würgen könnte.
- Auf dieselbe Art kann ein Beißring oder ein anderes Spielzeug zum Mund geführt werden. Wenn dies keinen Würgreflex mehr auslöst, kann erneut mit dem Füttern mit dem Löffel begonnen werden.
- Die Form und das Material des Löffels können dazu beitragen, dass der Würgreflex so selten wie möglich geweckt wird. Ein kleiner, kurzer, flacher Löffel kommt nicht zu weit in den Mund, und ein Löffel aus Kunststoff ist eher anzuraten als ein Löffel aus Metall. Eventuell kann ein weicher, flexibler Löffel benutzt werden.

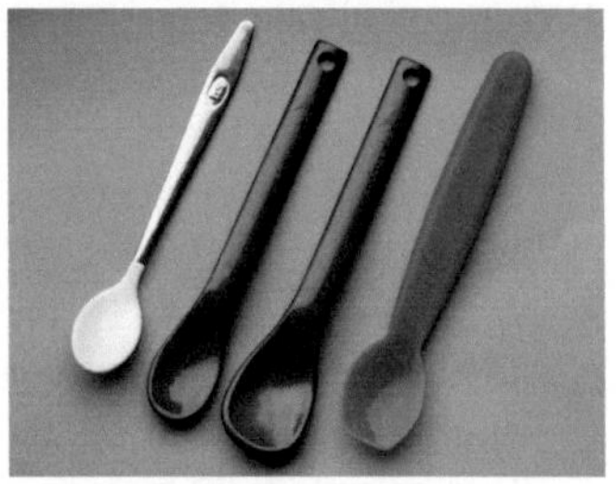

Von links nach rechts:
großer Löffel, kleiner Löffel, Löffel mit Hülle aus Kunststoff, flexibler Löffel

8.2 Füttern mit dem Löffel bei oral-motorischen Störungen

Um mit dem Löffel gefüttert zu werden, braucht ein Kind willkürliche Motorik. Das Kind muss selbst den Mund öffnen können, wenn es den Löffel sieht. Probleme können durch Tonusstörungen oder durch angeborene Fehlbildungen entstehen. Diese werden in Kapitel 11 besprochen. Wenn das Kind den Mund nicht öffnet, kann das auch damit zu tun haben, dass es zu wenig willkürliche Motorik nutzt. Das kann auf eine verzögerte Entwicklung deuten, aber auch auf eine (leichte) orale Dyspraxie, bei der bewusste Bewegungen nur schwer geplant werden können. Oft dauert es lange, bis diese Kinder das Essen vom Löffel gut beherrschen. Es kann auch sein, dass das Kind den Löffel nicht ausreichend sieht und deswegen den Mund nicht öffnet. Die Folge davon kann sein: *Das Füttern mit dem Löffel gelingt nicht, weil das Kind den Mund nicht öffnet.*

Therapiemöglichkeiten

- Wenn noch nicht genügend willkürliche Motorik vorhanden ist, kann es sinnvoll sein, noch ein wenig mit dem Füttern mit dem Löffel zu warten. Manchmal macht das Kind lutschende Bewegungen, wenn es den Löffel sieht, aber weiß noch nicht, wie es den Mund öffnen kann. In solch einer Situation kann man versuchen, den Löffel in den Mund zu bringen, um das Kind daran zu gewöhnen. Aber es muss verhindert werden, dass das Kind lange am Löffel lutscht.

- Zu Beginn des Fütterns mit dem Löffel spielt die Sehfähigkeit eine wichtige Rolle: Das Kind muss den Löffel kommen sehen und die Chance bekommen, mit der Öffnung des Mundes zu reagieren. Dies ist ein Lernprozess, den nicht jedes Kind gleich schnell durchmacht. Manche Kinder haben einen starken visuellen Stimulus nötig und brauchen diesen über einen langen Zeitraum, bevor sie den Mund öffnen. Häufig hilft es, dem Kind ganz bewusst den Löffel zu zeigen und auf Augenhöhe des Kindes ruhig zu warten, bis es den Mund öffnet. Wenn das Kind den Mund nicht öffnet, kann mit dem Löffel leicht gegen die Unterlippe gedrückt werden, um das Kind zu stimulieren. Sobald das Kind den Mund öffnet, wird der Löffel in den Mund gebracht. Bei jedem folgenden Bissen werden die Handlungen ‚gucken, fühlen und abstreifen' wiederholt, um die Bewegung einzuschleifen. Ein kräftig gefärbter Löffel macht den visuellen Stimulus stärker. Auch bei Kindern, die Probleme mit dem Fixieren von Gegenständen oder andere visuelle Schwierigkeiten haben, kann dieses Problem vorkommen. Dann kann das Sehen durch einen auditiven Stimulus ersetzt werden (z. B. durch das Anticken des Tellers oder durch das Sagen von ‚Hap').

8.3 Füttern mit dem Löffel bei einer Kombination von oral-motorischen und Responsivitätsstörungen

Die folgenden Probleme beim Füttern mit dem Löffel werden durch eine Kombination aus Responsivitäts- und motorischen Problemen verursacht:

- Obwohl das Kind motorisch in der Lage ist, die Nahrung mit dem Löffel zu essen, scheint es die Saugbewegung zu vermissen oder das Essen mit dem Löffel geht ihm nicht schnell genug. Es sind dann viele saugende und schmatzende Bewegungen sichtbar und das Kind ist während des Fütterns unruhig und heult zwischen den einzelnen Bissen. Manchmal ist dies auch zu beobachten, wenn ein Kind zu früh mit dem Löffel gefüttert wird.
- Bei Speiseröhren- oder Magenproblemen (z. B. bei gastroösophagealem Reflux) kann eine Änderung der Nahrungszusammenstellung Schmerzen bereiten, auf die das Kind mit Weinen reagiert. Hierdurch entstehen negative Assoziationen.
- Falls Gemüse oder Obst mit dem Löffel gegeben wird, kann das zu viele Geschmacksstimuli liefern, auf die das Kind reagiert.
- Zu Beginn kommt es regelmäßig vor, dass das Kind das Essen mit dem Löffel verweigert. Die Ursachen lassen sich wie folgt zusammenfassen: Die Gewöhnung, der Geschmack und die Temperatur der Nahrung, die Form und der Stimulus des Löffels können erschrecken oder einen zu starken Stimulus ver-

ursachen. Zusätzlich kann es für das Kind ungewohnt sein, nicht saugen zu können, wodurch das Füttern mit dem Löffel als nicht angenehm empfunden wird.

Die Folge hiervon ist: *Das Füttern mit dem Löffel bereitet Probleme, da das Kind nach ein paar Bissen zu weinen anfängt und den Löffel verweigert.* Durch das Verweigern übt das Kind nicht die Mundmotorik, die es für das Essen mit dem Löffel braucht. Hierdurch entsteht nach einiger Zeit auch ein Defizit im Bereich der Mundmotorik.

Therapiemöglichkeiten

Unabhängig von der Ursache muss der erste Ratschlag sein, mit dem Füttern mit dem Löffel aufzuhören, um Abwehrreaktionen und dem Verweigern der Nahrung vorzubeugen. Eine medizinische Untersuchung kann nötig sein, um die Ursache zu finden oder eine medizinische Ursache auszuschließen. Falls kein medizinisches Problem vorliegt, kann nach einer kleinen Pause (von ein paar Tagen bis zu einer Woche) mit dem Füttern mit dem Löffel vorsichtig wieder begonnen werden. Dann können folgende Ratschläge erteilt werden:

- Füttern Sie das Kind mit dem Löffel, nachdem es aus der Flasche getrunken hat, weil dann der starke Saugdrang nachgelassen hat.
- Bauen Sie die Menge der Nahrung vorsichtig auf: Beginnen Sie mit einem oder zwei Löffeln und verhindern Sie, dass das Kind weint. Falls das gut geht, können jedes Mal mehr Löffel gegeben werden.
- Falls das Kind stark auf den Geschmack von Gemüse und Obst reagiert, kann dieser durch die Zugabe von etwas Wasser oder Milch gemildert werden. Am besten sollte man mit einem Produkt beginnen, das so wenig Geschmack wie möglich hat. Man kann auch versuchen, die Flaschennahrung etwas einzudicken, um diese mit dem Löffel zu geben.
- Falls aus der Untersuchung und der Beobachtung deutlich wird, dass keines der oben beschriebenen Probleme zutrifft, kann geraten werden, einige Zeit (eine oder zwei Wochen) mit dem Füttern mit dem Löffel zu warten, um es danach noch einmal zu versuchen. Hierbei können folgende kleine Schritte unternommen werden:
  1. Man kann kleine Mengen Gemüse oder Obst mit dem Finger anbieten, um das Kind an den Geschmack zu gewöhnen.
  2. Man kann einen anderen Löffel benutzen, z. B. einen aus Kunststoff oder weichem Gummi, wobei das Material dem des Saugers ähnlich sein sollte.
  3. Man kann andere Geschmacksrichtungen über den Sauger anbieten, um sowohl das Saugbedürfnis zu befriedigen als auch die Geschmacksentwicklung zu fördern. Wenn das Kind sich an den Geschmack gewöhnt hat, kann man es noch einmal mit dem Löffel versuchen.

9 | Störungen beim Kauen und die Therapie

Beim Füttern mit dem Löffel standen die Mundöffnung und die Gewöhnung an die verschiedenen Geschmacksrichtungen im Mittelpunkt, beim Kauen sind die seitlichen Bewegungen der Zunge und der nach hinten verlagerte Würgreflex essenziell. Wenn dies Probleme bereitet, verläuft das Essen von fester Nahrung nicht gut; die Eltern bieten keine feste Nahrung mehr an oder das Kind verweigert sie. Ab einem Alter von ungefähr sieben Monaten kann mit dem Anbieten von fester Nahrung begonnen werden. Um den ersten Geburtstag herum muss das Kind kleine Mengen fester Nahrung essen können. Falls das nicht der Fall ist, sollte man nach der Ursache dafür suchen und die Familie beraten, so dass größere Probleme vermieden werden können. Manchmal sind (zu) große Mandeln die Ursache für die Probleme mit fester Nahrung. Gute medizinische Informationen über den Mund-Halsbereich sind darum wichtig. Noch mehr als beim Füttern mit dem Löffel beeinflussen sich die verschiedenen Probleme der Motorik und der Responsivität beim Kauen gegenseitig. Trotzdem ist es wichtig, die verschiedenen Probleme einzeln zu besprechen, da es notwendig ist, einen deutlichen Ausgangspunkt für die Therapie zu haben:

- Kaustörungen bei gestörter Responsivität
- Kaustörungen bei oral-motorischen Problemen
- Kaustörungen bei einer Kombination von Responsivitäts- und oral-motorischen Problemen
- Kaustörungen bei älteren Kindern

9.1 Kauen bei gestörter Responsivität

Bei Kindern mit einer Hyperresponsivität im Mundbereich wird der schützende Würgreflex auftreten, wenn die Eltern oder das Kind selbst feste Nahrung in den Mund bringen. Meist erschreckt dieser sowohl die Eltern als auch das Kind und die Eltern warten dann einige Zeit, bis sie noch einmal feste Nahrung anbieten. Der Übergang zur festen Nahrung wird schwierig, wenn das Kind auch weiterhin würgt. Die Folge ist: *Das Kauen gelingt nicht, da das Kind würgt, wenn die Nahrung in den Mund kommt.*

Therapiemöglichkeiten

- Falls die Sensibilität im Gesicht und im Mundbereich leicht erhöht ist (Hyperresponsivität), kann versucht werden, die Nahrung direkt seitlich in die Wangentasche zu bringen. So wird verhindert, dass die Nahrung mittig auf die Zunge kommt, wodurch das Kind würgt, bevor es die Nahrung an die Seite bringen konnte. Bekannt ist, dass das Essen von fester Nahrung die Sensibilität im

Mundbereich vermindert, so dass auf diese Art das Kind immer leichter feste Nahrung essen kann.

- Falls eine deutlich erhöhte Responsivität im Mundbereich besteht (eventuell zusammen mit einer Hyperresponsivität im gesamten Körper), muss diese zuerst normalisiert werden, bevor feste Nahrung angeboten werden kann. Hierfür können die gleichen Ratschläge erteilt werden, die auch bei Responsivitätsstörungen für das Füttern mit dem Löffel gegeben werden können.
- Durch die Stimulierung des ersten Drittels der Zunge kann untersucht werden, ob der transversale Zungenreflex noch besteht oder ob die Zunge der Nahrung im Mund folgen kann. Falls der Reflex noch vorhanden ist, kann er genutzt werden, um kleine Stücke Nahrung an die Seite zu drücken. Wenn das Kind auf die Stimulierung der Zungenspitze wenig reagiert, kann gleichzeitig der Mundbereich stimuliert werden. Dies muss vorsichtig geschehen, um den Würgreflex nicht auszulösen oder zu stimulieren.
- Falls eine Hyporesponsivität besteht, bei der das Kind entweder verzögert oder gar nicht auf einen Stimulus reagiert, wird das Kind die Nahrung lange im Mund halten oder viel zu viel gleichzeitig in den Mund stecken. Falls das große Probleme bereitet, kann die Sensibilität im Mundbereich durch das Anbieten eines Stimulus (eine Massage, ein Putzlernstift oder ein Kauschlauch) verbessert werden.

9.2 Kauen bei oral-motorischen Störungen

Anfänglich lutschen viele Kinder die Nahrung, da sie diese Aktivität beherrschen. Seitliche und kippende Bewegungen der Zunge bringen die Nahrung auf die Seite des Mundes, um sie zwischen den Kiefern zu kauen. Falls das Kind dies nicht kann, wird es zwar Nahrung, die schnell weich wird, noch verarbeiten können, aber festere Nahrung nicht mehr. Die Folge hiervon ist: *Das Kauen gelingt nicht, da das Kind die Nahrung lutscht.*

Therapiemöglichkeiten

- Falls das Kind doch (kleine) Kaubewegungen macht, aber die Nahrung nicht auf die Seite bringen kann, kann man versuchen, kleine Stücke in die Wangentasche des Mundes zu stecken. Wenn das Kind dann Kaubewegungen macht, wird die zermahlene Nahrung auf die Zunge kommen, wodurch das Kind diese leicht schlucken kann. Wenn kleine Stücke mehrmals auf diese Weise angeboten werden, wird die Zunge der Nahrung unter dem Einfluss des transversalen Zungenreflexes folgen, also seitliche Bewegungen machen. Wenn dies beim Kind beobachtet werden kann, kann man versuchen, die Nahrung mitten im Mund anzubieten. Oft wird die Zunge dann die gewünschten seitlichen Bewegungen machen.

Studien (Gisel, 1991) haben gezeigt, dass Kinder, auch wenn sie kauen können, dies nicht tun, wenn ihnen Nahrung angeboten wird, die sie lutschen können. Es ist darum keine gute Strategie, feste Nahrung nicht anzubieten, weil das Kind gemahlene Nahrung noch lutschend isst. Bei diesen Kindern wird das Kauen durch das Füttern fester Nahrung stimuliert.

- Falls noch keine Kaubewegungen gemacht werden, muss man das erst üben. Das kann man schon mit sehr kleinen Kindern (ab einem Alter von ungefähr acht Monaten), aber auch mit älteren Kindern:
  1. Mithilfe eines Putzlernstiftes. Diese Gummibürste wird an die Seite des Mundes gebracht, anfangs vorne im Mund, um Würgen zu vermeiden. Durch leichtes Drücken auf den Kiefer wird das Kauen ausgelöst. Nach ein paar Kaubewegungen wird die Bürste aus dem Mund geholt und das Kind bekommt die Gelegenheit, den Speichel zu schlucken. Auf diese Art werden die Motorik des Kauens und der Stimulus des Schluckens aneinandergekoppelt.
  2. Das Gleiche kann man mit einer Fingerzahnbürste machen. Diese ist etwas weicher und etwas größer, da sie über den Finger des Erwachsenen geschoben werden muss. Bei Kindern, die schnell würgen, kann das Probleme geben. Die Arbeitsweise ist die gleiche wie beim Putzlernstift: den Kiefer leicht massieren, um eine Kaubewegung auszulösen.
  3. Falls die oben genannten Bürsten zu groß sind oder zu viel Stimulus bieten, kann anderes Material genutzt werden: ein Kauschlauch (in einer kleinen Größe), ein weiches Tuch (eventuell nass gemacht) oder der kleine Finger des Versorgers.

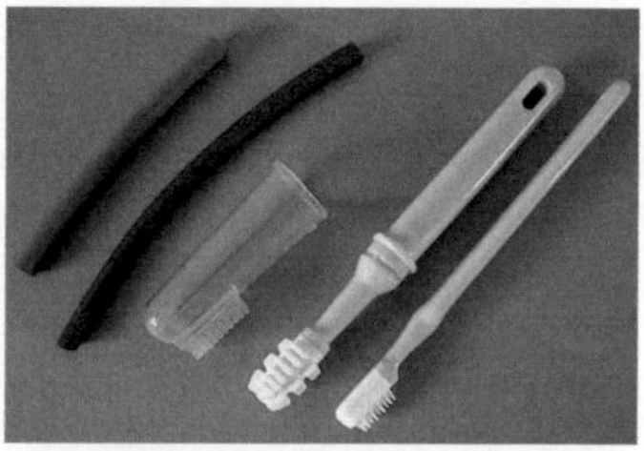

Von links nach rechts: der dicke Kauschlauch, der dünne Kauschlauch, die Fingerzahnbürste, der runde Putzlernstift und die flache Zahnbürste mit Borsten

Die anfangs nach vorne gerichtete, wellenartige Bewegung der Zunge, die beim Saugen benötigt wird, verändert sich im Laufe des ersten Lebensjahres in eine mehr zur Seite und nach hinten gerichtete Bewegung. Bei ein paar Kindern sehen wir, dass sich diese Verlagerung nicht entwickelt oder dass sie länger als normal dauert. Hierbei handelt es sich um Kinder mit Tonusproblemen im Mundbereich oder mit einer verzögerten Entwicklung (u. a. bei Kindern mit Down-Syndrom). Das deutlichste Zeichen ist: *Das Kauen gelingt nicht, da das Kind die Nahrung mit der Zunge wieder aus dem Mund schiebt.*

Auch das sind oral-motorische Ernährungsprobleme. Die Probleme dieser Kinder werden in Kapitel 11 näher besprochen.

9.3 Kauen bei einer Kombination von oral-motorischen und Responsivitätsstörungen

Die Verweigerung fester Nahrung kann auf verschiedene Arten verursacht werden. Meistens handelt es sich um unangenehme Erfahrungen in der Vergangenheit. Das können medizinische Behandlungen oder Eingriffe im Mund-Halsbereich sein. Wenn ein Responsivitätsproblem wegen Schmerz oder Angst vor dem Schlucken besteht, wird auch die Mundmotorik nicht geübt. Das kann auch bei Problemen mit der Mundmotorik passieren, bei denen das Kind das Gefühl hat, die Nahrung nicht verarbeiten zu können. Die Folge ist: *Das Kauen gelingt nicht, da das Kind die feste Nahrung verweigert oder Stücke mit der Zunge wieder aus dem Mund drückt.*

Die Reaktion des Kindes wird von seiner Umgebung oft als Nicht-essen-Wollen interpretiert, worauf häufig mit Zwang reagiert wird. Es sollte klar sein, dass das dem Verlauf der Ernährung schadet.

Kasus

Im Alter von 10 Monaten haben die Eltern von Robert ihm zum ersten Mal eine Brotkante gegeben. Er hat ein Stück abgebissen und es lutschend mit seiner Zunge nach hinten in den Mund befördert. Daraufhin fing er an zu würgen, und es schien, als ob er ersticken würde, erzählte seine Mutter. Nach ein paar Wochen haben es die Eltern noch einmal versucht, mit dem gleichen Effekt. Im Alter von 17 Monaten bekam Robert alles klein gemahlen, da er bei jedem Stückchen zu würgen begann. Jedes Mal, wenn die Eltern es wieder versuchten, begann er schon zu weinen, sobald er etwas anderes als das vertraute Essen sah.

Therapiemöglichkeiten

- Nach gründlicher Untersuchung der Ursache sollte den Eltern zuerst der Grund des Verweigerns erklärt werden. Wenn deutlich ist, warum ein Kind eine Nahrung verweigert, ist es für die Eltern leichter, diese nicht anzubieten, bis das Kind so weit ist. Abhängig von der verursachenden Störung muss erst an der Motorik oder der Responsivität gearbeitet werden, um danach wieder vorsichtig mit fester Nahrung zu beginnen.

Kinder, die mit der Motorik des Kauens Probleme haben, haben oft über einen langen Zeitraum Schwierigkeiten mit dem Essen von Nahrungsmitteln, die unterschiedliche Konsistenzen aufweisen, wie z. B. breiig mit Stückchen. Hierfür ist eine variierende Zungenmuskulatur nötig, wobei die kleinen Stückchen im Mund gesammelt werden müssen, um gekaut zu werden. Falls das Kind dies nicht kann, wird es versuchen, die Nahrung direkt hinunterzuschlucken. Bei zu großen Stücken wird der schützende Würgreflex ausgelöst. Die Gefahr ist, dass durch das häufige Auslösen des Reflexes dieser noch stärker wird, anstatt abzunehmen.

Therapiemöglichkeiten

- Bei diesen Kindern muss der Schwerpunkt zuerst auf der Verbesserung des Kauens liegen. Neben dem pürierten (warmen) Essen können Kartoffelstückchen oder anderes gekochtes Gemüse als Übung angeboten werden. Auch mit kleinen Stückchen Brot und Keksen kann geübt werden. Wenn sich die Kaumotorik verbessert hat, kann nochmals versucht werden, Nahrungsmittel mit verschiedenen Konsistenzen anzubieten.

9.4 Kaustörungen bei älteren Kindern

Es kommt regelmäßig vor, dass Kinder feste Nahrung essen können, aber doch Probleme mit dem Kauen haben. Diese Problematik ist nicht nur bei Kindern mit Hirnschädigung zu beobachten, sondern auch bei anderen Kindern. Hierbei handelt es sich dann um Probleme mit dem Kautempo, der Kraft oder der Effektivität. Manchmal ist die Ursache klar, z. B. wenn im ersten Lebensjahr Fütterstörungen bestanden oder wenn die Mundmotorik nicht gut entwickelt wurde.

Kasus

Marieke ist ein neunjähriges Mädchen mit einer leichten Form der Myopathie. Das Essen bereitet viele Probleme: Sie isst zu wenig, braucht sehr lange zum Essen und mag viele Nahrungsmittel nicht. Hierdurch ergeben sich zu Hause viele Spannungen, auch da sie sehr wenig zunimmt und oft krank ist. Um die Spannungen um das Essen zu vermindern, wurden Gespräche mit einer Psychologin geführt. Diese hatte über die Art des Kauens von Marieke Zweifel und bat um eine logopädische Untersuchung. Dabei wurde deutlich, dass Marieke Schwierigkeiten damit hat, die Nahrung im Mund zur Seite zu bringen und dass die Kraft des Kauens nicht ausreichend ist. Während der Mahlzeit wird sie hierdurch sehr müde und fängt an, die Mahlzeiten zu scheuen.

Therapiemöglichkeiten

- Wenn es anstrengend ist, viel zu kauen, kann die Nahrung angepasst werden: teils fest, teils gemahlen oder püriert.

Bei schlechtem oder ungenügendem Kauen in etwas älterem Alter können die folgenden Übungen gemacht werden:

- Übungen zur Verbesserung der seitlichen Bewegungen der Zunge: Kleine Stücke Nahrung werden auf die Zunge gelegt und müssen zur Seite gebracht werden; ein Spatel muss durch die Zunge zur Seite gedrückt werden; die Backenzähne müssen durch die Zunge berührt werden.
- Übungen, um die Kraft des Kauens zu verbessern: Das Kauen auf einem Kauschlauch, einem Kaugummi oder einer Süßigkeit, die lange kompakt bleibt (z. B. Weingummis).

10 | Störungen beim Trinken aus einem Becher und die Therapie

Das Trinken aus einem Becher verlangt neben dem willkürlichen Öffnen und Schließen des Mundes eine gute Koordination zwischen Schlucken und Atmung. Ab einem Alter von ungefähr 8 Monaten kann man das Trinken aus einem normalen Becher anbieten, aber oft wird damit erst später begonnen oder man beginnt mit einer Schnabeltasse. Meist dauert die Phase, in der das Kind teilweise aus einer Flasche trinkt und teilweise aus einem Becher, einige Monate bis zu einem Jahr. Über den Zeitpunkt, zu dem das Kind aus dem Becher trinken können sollte, ist nicht viel bekannt. Aber über die Nachteile des Trinkens aus einer Flasche weiß man viel: Das infantile Schluckmuster und ein oraler Habit können bestehen bleiben und das Gebiss wird negativ beeinflusst (offener Biss und Überbiss). In diesem Kapitel wird die Problematik von Kindern besprochen, denen der Übergang vom Trinken aus der Flasche zum Trinken aus einem Becher Schwierigkeiten bereitet. Die Probleme beim Trinken aus einem Becher als Folge angeborener Fehlbildungen oder von Tonusproblemen werden in Kapitel 11 besprochen.

10.1 Trinken aus einem Becher

Wenn die willkürliche Motorik für das Kind noch schwierig ist, wird es lutschen, wenn der Becher gegen die Lippen gehalten wird. Auch kann es sein, dass das Kind den Mund nicht rechtzeitig öffnet und schließt, wodurch viel verschüttet wird. Die Folge ist: *Das Trinken aus einem Becher gelingt nicht, da nicht genügend willkürliche Motorik vorhanden ist.*

Therapiemöglichkeiten

- Falls das bewusste Öffnen des Mundes Schwierigkeiten bereitet, kann es sinnvoll sein, die gleiche Strategie zu verfolgen wie beim Füttern mit dem Löffel: Man zeigt dem Kind den Becher und wartet, bis es den Mund öffnet.
- Indem man dem Kind immer nur einen Schluck anbietet, kann verhindert werden, dass es lutscht. Wenn es schwierig ist, dies zu dosieren, kann ein Becher mit Deckel genutzt werden, in dem zwei Löcher sind (Medizinbecher). Wenn das Kind den Becher ger-

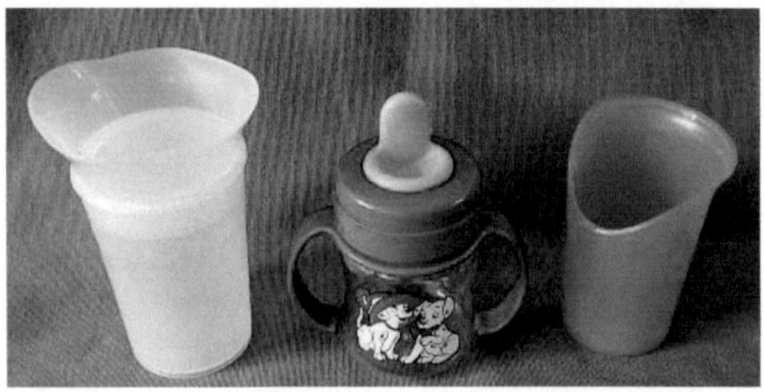

Von links nach rechts: Medizinbecher, Schnabeltasse, Becher mit einem weiten Rand und einer Aussparung

ne selbst festhalten möchte, kann dieser Becher auch gut genutzt werden, da nicht so viel verschüttet werden kann. Damit ist er für Kinder mit einer schlechten Arm- und Handmotorik eine gute Alternative zur Schnabeltasse.

- Die Nutzung eines Bechers mit einem breiten Rand macht es einfacher, die Lippen um den Rand des Bechers zu schließen. Durch eine eventuelle Aussparung für die Nase hat man eine gute Sicht auf die Menge, die pro Schluck gegeben wird.

Neben dem willkürlichen Öffnen und Schließen der Lippen verlangt das Trinken aus einem Becher auch noch die Fähigkeit zur Dosierung. Hierfür ist eine differenziertere Motorik der Zunge nötig als beim Trinken aus der Flasche. Die Zunge muss mit der Zungenspitze oder mit dem Zungenrücken den Mund abschließen können, damit die Flüssigkeit nicht direkt in die Reflexzone des Schluckens kommt, sondern dosiert dahin transportiert wird. Dies geschieht durch eine wellenartige Bewegung der Zunge. Des Weiteren muss für das Schlucken die Atmung kurz unterbrochen werden. Wenn dabei Probleme entstehen (motorische oder sensible), ist die Folge: *Das Trinken aus einem Becher klappt nicht, da das Kind sich verschluckt.*

Therapiemöglichkeiten

Zuerst ist die Ausgangshaltung wichtig: Das Kind muss so gerade wie möglich sitzen, damit die Flüssigkeit nicht zu schnell in den hinteren Mundbereich kommt. Zusätzlich ist ein sicherer, stabiler Sitz eine Voraussetzung für eine gute Mundmotorik. Kinder, die noch nicht genügend Rumpf- und Kopfbalance beim Sitzen haben, können noch nicht gleichzeitig selbstständig sitzen und aus einem Becher trinken. Dann kann eine gestützte Haltung hilfreich sein.

- Das Eindicken der Flüssigkeit (z. B. kann mit Vla[1] oder Pudding begonnen werden, die durch Milch oder Wasser verdünnt werden) kann helfen, damit die Flüssigkeit langsamer in den Mund läuft und das Kind die Gelegenheit hat, den Zungenstand anzupassen. Um gut sehen zu können, wie viel Flüssigkeit in den Mund gebracht wird, kann man einen Becher mit Aussparung benutzen.
- Eine Flüssigkeit, die viel Stimulus bietet (wie z. B. Orangensaft), fördert das Verschlucken im Gegensatz zu milden Flüssigkeiten wie Milch, Wasser oder Saft.

1 Vla = puddingähnliche Süßspeise der Niederlande

10.2 Trinken mit einem Strohhalm

Bei Kindern, die Probleme mit der Handmotorik haben oder die den Becher schnell wegwerfen, kann es hilfreich sein, ihnen beizubringen, mit einem Strohhalm zu trinken. Die Trinktechnik mit einem Strohhalm ist notwendig, um aus einem Becher mit Ventil trinken zu können. Manchmal brauchen Kinder ein paar Zwischenschritte, um die Technik zu lernen.

- Ein kurzer, abgeschnittener Strohhalm erfordert weniger Saugkraft, mit ihm ist das Trinken zu Beginn leichter.
- Indem der Strohhalm in die Flüssigkeit gehalten und danach mit dem Finger abgeschlossen wird, bleibt etwas Flüssigkeit im Strohhalm stehen. Der Strohhalm mit der Flüssigkeit wird in den Mund des Kindes gebracht. Sobald eine kleine Saugbewegung entsteht, kann der Finger weggenommen werden und die Flüssigkeit läuft in den Mund. Wenn dies einige Male wiederholt wird, kann das Kind die Bewegung bald selbst beginnen.
- Ein Kugelstrohhalm (bei dem eine Kugel die Flüssigkeit oben im Strohhalm festhält, nachdem sie hochgesaugt wurde) kann auf die gleiche Weise genutzt werden.

Kinder, die mit der Koordination von Saugen, Schlucken und Atmen Probleme haben, werden beim Trinken mit einem Strohhalm Schwierigkeiten haben. Sie werden sich eventuell verschlucken. In solch einer Situation sollte man die Flüssigkeit eindicken, um zu verhindern, dass zu viel Flüssigkeit auf einmal in den Mund kommt, die das Kind nicht hinunterschlucken kann.

11 | Einige Sonderfälle von Kindern mit Fütterstörungen

In diesem Kapitel geht es um Kinder, die eine Fütterstörung als Folge verschiedener Erkrankungen erleiden. Hierbei handelt es sich um (1) Kinder mit anatomischen Abweichungen im Mund-Halsbereich, dem Ösophagus und dem Larynx, (2) Kinder mit Syndromen, bei denen häufig Fütterstörungen auftreten und (3) Kinder mit neurologischen Erkrankungen, bei denen Tonusprobleme im Vordergrund stehen.
Nach einer kurzen Vorstellung der Kinder wird die logopädische Behandlung oft vorkommender Schwierigkeiten besprochen.

11.1 Kinder mit einer angeborenen Fehlbildung im Mund- und Halsbereich, des Ösophagus und des Larynx

Kinder mit angeborenen Fehlbildungen im Mund-Halsbereich haben häufig Probleme mit dem Essen und Trinken. Erst erschrecken sich die Eltern, wenn sie ein Kind mit einer angeborenen Fehlbildung im Gesicht bekommen, und dann kommt manchmal noch die Enttäuschung hinzu, wenn das Trinken nicht gelingt. Dieser Aspekt ist ein wichtiger Teil bei der Begleitung der Kinder und ihrer Eltern. Es werden die angeborenen anatomischen Abweichungen von Kindern besprochen, die folgenden Gruppen zugeordnet werden:

- Kinder mit Lippen-, Kiefer- und/oder Gaumenspalte
- Kinder mit Abweichungen der Zunge
- Kinder mit Abweichungen des Kiefers
- Kinder mit Abweichungen des Ösophagus
- Kinder mit Problemen im Larynx

11.1.1 Kinder mit einer Lippen-, Kiefer- und/oder Gaumenspalte

Diese Erkrankung kommt bei ungefähr 1 à 2:1000 Geburten vor und kann sich in verschiedenen Formen äußern. Es kann sowohl eine einseitige als auch beidseitige Lippenspalte (Cheiloschisis), eine einseitige oder beidseitige Lippen-Kieferspalte (Cheilognathoschisis), eine einseitige oder beidseitige Lippen-Kiefer-Gaumenspalte (Cheilognathopalatoschisis) oder eine isolierte Gaumenspalte (Palatoschisis) bestehen. Auch kann ein submuköser Spalt bestehen, wobei die Fütterstörung durch die velopharyngeale Insuffizienz verursacht wird. Die Behandlung und Begleitung liegen meist in den Händen eines Teams, das aus mehreren Disziplinen besteht, wie z. B. aus einem Kinderarzt, einem HNO-Arzt, einem plastischen Chirurgen, einem Kieferchirurgen, einem Prothetiker, einem Genetiker und einem Logopäden. Ratschläge zum Essen und Trinken werden in den meisten Teams von den Logopäden gegeben. Die Kinder werden regelmäßig untersucht und die

Ergebnisse im Team besprochen, um alle Behandlungen aufeinander abzustimmen.
Direkt nach der Geburt kann die Erkrankung die Motorik des Saugens und Schluckens beeinflussen. In den Jahren danach kann die Artikulation Probleme bereiten. Eine gute Begleitung beim Essen und Trinken wird einen positiven Einfluss auf die Artikulation haben.
Bei Kindern mit einer einseitigen oder beidseitigen Lippenspalte oder Lippen-Kieferspalte muss das Trinken nicht unbedingt große Probleme bereiten. Auch das Stillen ist gut möglich. Manchmal dauert die Gewöhnung an orale Nahrung etwas länger und Anpassungen und Begleitung sind nötig. Meist bereitet es keine Probleme, mit der Zunge beim Saugen Druck auszuüben, aber das Erzeugen des Vakuums kann schwierig sein.

Therapiemöglichkeiten beim Stillen

- Das Erwärmen und Massieren der Brust vor dem Stillen stimuliert den Milchfluss.
- Bei schneller Ermüdung kann es besser sein, dem Kind mehrmals kleine Mengen zu geben.
- Wenn das Kind nicht gut trinkt, kann der Rest der Milch abgepumpt und mithilfe eines Fingerfeeders oder des SpecialNeeds Saugers gefüttert werden, indem die Nahrung vorsichtig in den Mund gespritzt wird.

Therapiemöglichkeiten beim Trinken aus der Flasche

- Mit einem kleinen (Frühchensauger) oder weichen Sauger kann das Kind leichter trinken, wenn es zwar Druck auf den Sauger ausüben, aber kein Vakuum erzeugen kann.
- Eine Öffnung in Form eines Kreuzes sorgt für eine leichtere Zufuhr der Nahrung (in manchen Saugern muss dies mit einem scharfen Messer selbst gemacht werden).
- Mit einer weichen Flasche, die gedrückt werden kann, oder dem SpecialNeeds Sauger kann während des Saugens vorsichtig etwas Milch in den Mund gespritzt werden. Dabei muss verhindert werden, dass das Kind sich verschluckt.

Falls eine Lippen-Kiefer-Gaumenspalte (ein- oder beidseitig) oder eine isolierte Gaumenspalte besteht, bestehen sowohl Probleme mit dem Druck als auch beim Erzeugen eines Vakuums. Außerdem kann das Velum die Nasenhöhle kaum abschließen. Dadurch gelangt Milch durch die Nase nach draußen (Regurgitation) oder das Kind verschluckt sich.

Therapiemöglichkeiten bei Regurgitation

- Die Wiegehaltung (s. Abbildung 3, Seite 62) kann bei diesen Kindern gut genutzt werden. Speziell bei Kindern mit einer Gaumenspalte kann es nützlich sein, das Kind etwas aufrechter zu halten (gut unterstützt), um zu verhindern, das Milch durch die Nase fließt (Regurgitation).
- In diesem Fall kann eine Gaumenplatte helfen, einen besseren Verschluss zu erreichen, so dass das Trinken für das Kind leichter wird.
- Mit der Nutzung eines längeren Saugers (früher bekannt als Lämmchensauger) sollte man vorsichtig sein. Hiermit kann man zwar verhindern, dass zu viel Milch verloren geht, Nachteile sind aber, dass zu wenig Zungenaktivität gefordert wird und der Würgreflex häufig ausgelöst wird.

Therapiemöglichkeiten, wenn das Trinken beim Stillen oder aus der Flasche Schwierigkeiten bereitet, da das Kind sich häufig verschluckt

- Wenn zu Beginn des Stillens die Milch schnell fließt, kann die Milch zuerst abgepumpt und dann mit einem Fingerfeeder gefüttert werden. Danach kann das Kind versuchen, an der Brust zu trinken.
- Die Ursache für das Verschlucken ist häufig eine schlechte Koordination zwischen Saugen, Schlucken und Atmen. Scheinbar benötigt das Kind für eine der Handlungen mehr Zeit. In solch einer Situation kann gut mit dem Special-Needs Sauger gearbeitet werden, mit dem dann keine Milch in den Mund gespritzt wird, sondern das Kind in aller Ruhe die Chance bekommt, sein eigenes Tempo zu bestimmen.

Durch eine Gaumenplatte oder durch den Schluss der Lippen und/oder des Gaumens bereiten das Füttern mit dem Löffel und das Kauen meist weniger Probleme.

11.1.2 Kinder mit einer Fehlbildung der Zunge

Eine zu große Zunge (Makroglossie) oder ein extrem kurzes Zungenbändchen können Fütterstörungen verursachen. Eine Makroglossie (wie z. B. beim Beckwith-Wiedemann-Syndrom) kann in allen Stadien des Lernens von Essen und Trinken Probleme bereiten. Die Zunge wird beim Trinken an der Brust oder aus der Flasche, beim Füttern mit dem Löffel und beim Trinken aus dem Becher immer aus dem Mund kommen und damit die Nahrung nach draußen drücken. Auch das Kauen kann Probleme bereiten, da die seitlichen Bewegungen der Zunge schwierig sind. In den ersten Lebensjahren wird die Zunge allmählich besser in den Mund passen, da die Mundhöhle verhältnismäßig mehr als die Zunge wächst. Darum sollte man auch mit einer zungenverkleinernden Operation zurückhaltend sein, da diese die Beweglichkeit der Zunge einschränkt. In manchen Fällen wird die Operation notwendig sein, z. B. wenn die Zunge die Luftwege einengt.

Therapiemöglichkeiten für das Essen und Trinken bei Kindern mit einer Makroglossie

- Stillen und Trinken aus der Flasche
  Beim Trinken an der Brust oder aus der Flasche kann sich die Zunge aus dem Mund unter die Brustwarze oder den Sauger legen. Solange das Kind mit den Lippen und der Zunge einen guten Verschluss bilden kann, muss dies nicht zwangsläufig geändert werden. Wenn versucht wird, die Zunge während des Trinkens im Mund zu halten, wird dies zusätzliche Probleme beim Atmen bringen. Es ist sinnvoll, beim Füttern mit der Flasche auf die Form des Saugers zu achten: Ein kleiner Sauger erfordert viel Aktivität von den Lippen, was auf Dauer den Lippenschluss fördert. Ein eher kleines Loch stimuliert auch die Saugkraft.
  Wenn das Kind im Laufe des Fütterns immer mehr mit der Zunge außerhalb des Mundes trinkt, kann erwogen werden, den Sauger aus dem Mund zu nehmen und mit dem Trinken nochmals zu beginnen. Wenn das Probleme bereitet, ist es nicht anzuraten.
- Füttern mit dem Löffel
  Beim Füttern mit dem Löffel besteht das gleiche Problem: Beim Öffnen des Mundes und beim Abstreifen des Löffels kommt die Zunge zu weit nach draußen. Anfangs ist es wichtig, die Aktivität der Oberlippe so viel wie möglich auszulösen und die nach vorne gerichtete Bewegung der Zunge so wenig wie möglich zu stimulieren. Das bedeutet, dass der Löffel schnell in und aus dem Mund geführt werden muss (nicht am Löffel lutschen lassen), nicht über die Oberlippe abgestreift werden darf und (ganz kurz) ein leichter Druck auf die Zunge gegeben werden kann. Ein kurzer, schmaler Löffel aus Kunststoff (z. B. von NUK) kann dabei am besten genutzt werden.
- Trinken aus einem normalen Becher
  Ab einem Alter von 6 Monaten kann mit dem Trinken aus einem normalen Becher begonnen werden. Zu Beginn handelt es sich dabei nur um ein paar Schlucke zur Übung. Anfangs ist es einfacher, etwas dickere Flüssigkeit (wie z. B. Vla) aus dem Becher trinken zu lassen. Wenn das gut gelingt, kann zu dünner Flüssigkeit übergegangen werden. Das Trinken aus einem normalen Becher (also keiner Schnabeltasse) aktiviert erneut den Lippenschluss und damit das Zurückziehen der Zunge in den Mund. Ein Becher mit einem weiten Rand (z. B. von Tupperware) kann am besten genutzt werden, da der Rand leicht auf die Oberlippe gelegt werden kann.
- Kauen von fester Nahrung
  Kinder mit einer Makroglossie haben Schwierigkeiten damit, die Nahrung auf die Seite zu bringen. Brot auf die Seite des Mundes zu geben, ist eine gute Methode, das Kauen zu lehren, so dass das Kind erst einige Kaubewegungen machen kann.

- Das Trinken mit einem Strohhalm
  In der Zeit nach dem ersten Lebensjahr ist es wichtig, durch verschiedene Aktivitäten die Lippenmotorik zu festigen, so dass die Zunge besser und leichter im Mund gehalten werden kann. Das Trinken mit einem Strohhalm ist eine der Aktivitäten, die hierfür gut gebraucht werden kann. Zusätzlich kann Pusten (auf einer Flöte, gegen Watte, Seifenblasen) einen besseren Lippenschluss stimulieren.

In der Zeit danach wird die Zunge (abhängig von der Größe und den Fähigkeiten) öfter im Mund sein, vor allem in Ruhe. Meistens wird bei Aktivitäten (z. B. beim Schlucken oder bei motorisch schwierigen Aktivitäten) die Zunge noch außerhalb des Mundes kommen. Wenn dies die Artikulation negativ beeinflusst, kann ein Logopäde eingeschaltet werden, um dies zu verbessern.

Ein kurzes Zungenbändchen wird bei der Ernährung meist wenige Probleme bereiten. Das muss dann auch nicht behandelt werden. Ein extrem kurzes Bändchen, durch das die Zunge sich nicht heben kann, kann abweichendes Saugen und Schlucken verursachen. Indem die Zungenspitze sich nicht genügend heben kann, kann der Mund beim Saugen und Schlucken nicht gut abgeschlossen werden.

Kasus

Karin wurde mit einem zu kurzen Zungenbändchen geboren, wodurch die Zungenspitze am Mundboden festsitzt. Die Mutter hat einige Male Trinkprobleme gemeldet, die als unordentliches Trinken umschrieben werden können. Im Alter von 7 Monaten wird das Trinken immer schwieriger: Sie würgt oft während des Trinkens, spuckt viel und das Füttern mit dem Löffel und das Kauen gelingen nicht. Bei der Untersuchung liegt sie in einem Maxi Cosi auf dem Rücken, als ihre Mutter ihr etwas zu trinken anbietet, wobei sie eine stark wellenförmige Bewegung mit dem hinteren Teil der Zunge macht. So wird immer wieder der Würgreflex ausgelöst. Es muss regelmäßig aufgehört werden, damit sie sich ausruhen kann. Die Wellenbewegung scheint eine Kompensation zu sein, um den Mund zu verschließen, da sie dies mit der Zungenspitze nicht kann. Um zu verhindern, dass die Nahrung in ihrem Mund zu schnell nach hinten läuft, hat sie diese Art des Trinkens entwickelt.

Als man sie gerade hingesetzt hat und die Flüssigkeit eingedickt hat, hat sich die Zungenmotorik sehr verbessert. Die Durchtrennung des Zungenbändchens war in diesem Fall notwendig, um die Zunge auch seitliche Bewegungen machen zu lassen, die für das Kauen notwendig sind.

11.1.3 Kinder mit einer Fehlbildung des Kiefers

Ein kleiner Oberkiefer (wie z. B. beim Rubenstein-Taybi-Syndrom) bereitet vor allem Probleme, wenn auch der Gaumen verengt ist. Ein kleiner Unterkiefer (Mikrognathie) mit einer dadurch zu weit hinten liegenden Zunge bereitet auch bei der Ernährung Probleme. Diese angeborene Fehlbildung ist oft Teil eines Syndroms mit mehreren angeborenen Abweichungen (z. B. das Pierre-Robin-Syndrom). Durch den kleinen Unterkiefer liegt die Zunge zu weit hinten und kann Probleme bei der Atmung verursachen. Das Saugen gelingt nicht, weil nicht genügend Kraft vorhanden ist (der Sauger oder die Brustwarze können nicht gut gefasst werden) oder weil Probleme beim Auslösen des Saugreflexes bestehen. Interventionsmöglichkeiten werden anhand des folgenden Kasus besprochen.

Kasus

Peter wurde mit einem Spalt im Velum, bis zur Hälfte des Palatums, geboren. Zusätzlich besteht eine deutliche Retrognathie des Unterkiefers. Wahrscheinlich hat er das Pierre-Robin-Syndrom. Während der ersten Tage scheint das Trinken angemessen zu gelingen. Er bekommt eine Gaumenplatte, um den Gaumen zu verschließen. Nach einer Woche geht er nach Hause. Nach drei Wochen wird er aufgrund von Bradykardien aufgenommen, zusätzlich kann er nicht gut trinken. Die Bradykardien werden wahrscheinlich durch die sehr weit hinten liegende Zunge verursacht, wodurch das Atmen schwierig wird. Er erhält zur Ernährung eine Magensonde. Zusätzlich wird so oft wie möglich die Seitenlage oder die Bauchlage angeboten. Das Trinken wird erneut mit dem SpecialNeeds Sauger begonnen, aber Peter wird dabei sehr unruhig und oft gelingt es nicht, die Zunge unter den Sauger zu bringen und mit dem Saugen zu beginnen. Peter kann dann am Finger des Versorgers saugen, wenn die weit hinten liegende Zunge stimuliert wird. Er saugt dann ziemlich ruhig und schluckt ein paarmal seinen Speichel hinunter. Aus diesem Grund wurde versucht, ihn mit dem Fingerfeeder zu ernähren. Erst wird der Finger desjenigen, der ihn füttert, vorsichtig in den Mund gebracht und beobachtet, ob er zu saugen anfängt. Wenn Peter zu saugen beginnt, wird der Fingerfeeder ungefähr genauso weit neben dem Finger in den Mund gebracht. Dann wird pro Saugbewegung 1 ml Milch in den Mund gespritzt, die Peter gut schlucken kann. Nach dem Schlucken wird (falls er auch weiterhin saugt) jedes Mal 1 ml in den Mund gespritzt. Innerhalb kürzester Zeit gelingt es so, ihn 40 ml trinken zu lassen.

In dieser Situation scheint das Trinken einer ganzen Flasche (80 ml) zu viel, auch da es noch nicht deutlich ist, was die anatomischen Probleme und Möglichkeiten sind. Auf diese Art wird aber das Trinken (Motorik, Sensibilität und Hungergefühl) entwickelt, und hoffentlich werden so hochgradige Fütterstörungen verhindert.

Für eine Situation wie die eben beschriebene können zusätzlich die folgenden Ratschläge erteilt werden:

- Falls das Kind gestillt wird, kann dies gut in der Übergangshaltung geschehen (siehe Kapitel 12), da hierbei die Zunge nicht so schnell nach hinten rutscht.

- Das Kind sollte eventuell in einem Maxi Cosi sitzen, so gerade wie möglich (mit einer aufgerollten Windel aus Stoff hinter dem Kopf), so dass die Zunge so wenig wie möglich nach hinten rutschen kann.
- Beim Fingerfeeder liegt der Zeigefinger desjenigen, der das Kind füttert, mit dem Fingernagel nach oben im Mund, so dass die Zunge gut gefühlt werden kann, da der Saugreflex wegen der Platte nicht am Gaumen ausgelöst werden kann. Der Finger sollte gerade eben die Zungenspitze berühren und darf nicht weiter in den Mund kommen, da das Kind sonst würgt.
- Es wird nur Milch in den Mund gespritzt, wenn das Kind gut saugt. Das Schlucken wird nämlich immer durch das Saugen aktiviert, und wenn Milch in den Mund gespritzt wird, ohne dass das Kind saugt, kann es sich verschlucken und in dieser Situation auch aspirieren.
- Meist zeigen die Kinder selbst deutlich, wann die Zeit zum Atmen gekommen ist. Es ist wichtig, hierauf gut zu achten und sie selbst den Rhythmus bestimmen zu lassen. Wenn das Kind aufhört, kann das Trinken nach einer Pause dadurch wieder ausgelöst werden, indem die Zunge kurz stimuliert wird. Hierbei zeigt sich das Problem der Flasche noch deutlicher, da dann durch denjenigen, der die Nahrung gibt, nicht gefühlt werden kann, wo die Zunge sitzt und wie diese stimuliert werden kann.
- Falls das Kind durch den Fingerfeeder den Saugrhythmus aufgebaut hat, kann vorsichtig mit dem Trinken aus der Flasche begonnen werden. Es kann ein SpecialNeeds Sauger (wegen der nötigen Atempausen) oder ein Sauger, der etwas länger als andere Sauger ist, genutzt werden.

Das Füttern mit dem Löffel und das Kauen von fester Nahrung bereiten oft weniger Probleme, es sei denn, die Atmung kann nicht gut genug mit dem Schlucken koordiniert werden.

11.1.4 Kinder mit einem anomalen Ösophagus

Eine Ösophagusatresie hat auch auf die Ernährung Einfluss. Bei dieser angeborenen Fehlbildung, die bei 1:2500 Geburten vorkommt (Newman & Bender, 1997), endet die Speiseröhre blind und der unterste Teil kommt als Fistel aus der Luftröhre. Diese Form kommt am häufigsten vor (90 %). Bei der anderen Form gibt es auch einen blinden Ausgang zum Magen hin. Die Kinder werden nach der Geburt schnell operiert, da durch den Speichel oder den zurücklaufenden Mageninhalt Lungenschäden entstehen können. Meistens gelingt die Ernährung nach der Operation gut. Falls Lungenprobleme bestehen oder falls die Speiseröhre zu eng ist oder regelmäßig gedehnt werden muss, kann Sondennahrung über einen langen Zeitraum nötig sein. Falls keine größeren medizinischen Eingriffe mehr nötig sind, kann man mit dem Aufbau von oraler Nahrung beginnen (siehe dazu

Kapitel 13 über die Begleitung von Kindern, die über einen langen Zeitraum Sondennahrung erhalten haben).
Beim Ösophagismus besteht eine Verkrampfung der Speiseröhre, meist des oberen Teils. Bei dieser Störung bereitet die flüssige Nahrung der ersten Monate meistens keine Probleme, aber bei der Gabe von halbfester Nahrung ist manchmal Regurgitation zu beobachten, da für halbfeste Nahrung nicht genügend Platz vorhanden ist (Rommel et al., 2003).

11.1.5 Kinder mit Störungen des Larynx

Eine angeborene Lähmung der Stimmlippen kann Probleme mit der Atmung und damit auch Fütterstörungen verursachen. Eine Lähmung in der geschlossenen Stellung verursacht Probleme bei der Atmung, eine Lähmung in der offenen Stellung kann Verschlucken verursachen. Die therapeutische Intervention rund um die Ernährung kann die gleiche sein wie bei Kindern mit Problemen bei der Koordination von Saugen, Schlucken und Atmen.
Bei Kindern mit hochgradigen Atmungsproblemen (verursacht durch eine Lähmung oder eine anatomische Fehlbildung) kann eine Tracheotomie nötig sein. Hierbei wird zwischen dem zweiten und dritten trachealen Ring eine Kanüle gesetzt, durch die das Kind atmen oder beatmet werden kann. Auf diese Weise wird der Larynx im Nacken fixiert, wodurch die pharyngeale Phase des Schluckens schwierig wird, da der Larynx sich nicht heben kann. Manche Kinder mit Tracheostoma können gut essen und trinken, müssen aber nach Entfernung des Tracheostomas lernen, das Schlucken und die Atmung zu koordinieren. Andere erhalten Sondennahrung und können erst dann vollkommen oral ernährt werden, wenn die medizinische Situation stabil ist.

Bei Erkrankungen im Kopf oder Nacken, so wie Zysten, Tumoren oder Hämangiomen können durch den Druck auf den Mund-Halsbereich oder durch den Druck auf die Luftwege Fütterstörungen entstehen. Oft sind diese Kinder durch die vielen medizinischen Behandlungen im Mund-Halsbereich über einen langen Zeitraum auf Sondennahrung angewiesen.

11.2 Kinder mit Syndromen, bei denen Fütterstörungen auftreten

Bei ein paar Syndromen sind Fütterstörungen ein bekanntes begleitendes Problem. Die Ursache von diesen Problemen kann eine Kombination aus angeborenen Fehlbildungen, Tonusproblemen, Problemen der sensorischen Integration, einer geistigen Behinderung oder Verhaltensauffälligkeiten sein. Syndrome, bei denen regelmäßig Fütterstörungen auftreten, sind unter anderem:

- das Down-Syndrom (Trisomie 21);
- das Prader-Labhart-Willi-Syndrom (vor allem während des ersten Lebensjahres; danach isst das Kind häufig zu viel);
- das Möbius-Syndrom (Lähmung des VI. und VII. Hirnnerven, wobei die Fütterstörungen vor allem vorhanden sind, wenn der V., IX., X. oder XII. Hirnnerv auch beschädigt ist);
- das Silver-Russell-Syndrom (bei dem das Hungergefühl fehlen kann);
- das VCF-Syndrom (velo-kardio-faziale Syndrom), bei dem eine Veluminsuffizienz mit Regurgitation und schnellem Ermüden vorkommt;
- das Rubenstein-Taybi-Syndrom mit einer schlechten Koordination von Saugen, Schlucken und Atmen und wenig Saugkraft, verursacht durch den kleinen Oberkiefer und das schmale Palatum;
- Kinder mit einer Stoffwechselkrankheit, bei der häufig eine Kombination aus Tonusproblemen, Problemen der sensorischen Integration und manchmal einer geistigen Behinderung besteht. Auch kann bei manchen Stoffwechselkrankheiten im Laufe der Jahre eine Verschlechterung des Zustandes auftreten, wodurch das Kind langsam von der oralen Ernährung zur teilweisen oder gesamten Ernährung über die Sonde umgestellt werden muss. Bei diesen Kindern sollte sich die Begleitung darauf richten, die Situation rund um das Essen so angenehm wie möglich zu gestalten;
- ein paar weniger bekannte Syndrome, bei denen eine Kombination von angeborenen Fehlbildungen und einer geistigen Behinderung auftritt.

Eine geistige Behinderung kann in vielen Formen und Graden vorkommen. Im Rahmen dieses Buches ist es nicht möglich, alle verschiedenen Behinderungen und Syndrome zu besprechen. Bei Kindern mit einer (leichten) geistigen Behinderung besteht oft, vor allem zu Beginn der Entwicklung, ein niedriger Tonus. Die damit zusammenhängende Problematik wird im Zusammenhang mit Kindern mit Down-Syndrom besprochen.
Im Allgemeinen kann man sagen, dass bei Kindern mit einer geistigen Behinderung die Entwicklung des Essens und Trinkens wie auch der Rest der Entwicklung verlangsamt verläuft. Bei diesen Kindern gilt das Gleiche wie bei anderen Kindern mit Fütterstörungen: Eine gründliche Untersuchung muss einer guten Begleitung vorausgehen. Diese muss auf das Erreichen einer optimalen Ernährungssituation gerichtet sein, sowohl was die Mundmotorik und die Zusammenstellung der Nahrung betrifft als auch den Spaß, den Eltern und die Kinder dabei erfahren können.

Bei einigen Kindern kann die orale Ernährung gar nicht oder nicht ganz gelingen. Sie erhalten die Nahrung dann über die Sonde (siehe Kapitel 13). Besonders wenn eine mehrfache Behinderung besteht, kann es für das Kind angenehm sein, zusätzlich kleine Bissen Nahrung oral zu geben. Dies ist eine Möglichkeit, mit dem Kind Kontakt zu haben und ihm unterschiedliche Geschmacksrichtungen und Gerüche anzubieten.

Bei Kindern mit Down-Syndrom kann die Entwicklung des Essens und Trinkens Probleme bereiten. Das Down-Syndrom kommt in den Niederlanden bei 1:700 Geburten vor (Hopman et al., 1998). Ein niedriger Basistonus, eine verzögerte Entwicklung und Schwierigkeiten, die Motorik zu variieren, sind wichtige Kennzeichen. Ein niedriger Basistonus beeinflusst auch die Mundmotorik. Auch das Schlucken in den verschiedenen Phasen kann bei diesen Kindern Probleme bereiten (Engel-Hoek, 2005). Die Begleitung sollte darum auf den Zusammenhang zwischen Gesamtmotorik und Mundmotorik gerichtet sein.

Probleme und Interventionsmöglichkeiten bei diesen Kindern werden im Folgenden besprochen.

11.2.1 Stillen oder Füttern mit der Flasche

Der niedrige Tonus der Lippen und Wangen und die (zu) weit nach vorne gerichtete Bewegung der Zunge bereiten beim Trinken die meisten Probleme. Die Möglichkeiten zur Behandlung sind:

- Bei einem niedrigen Tonus besteht die Gefahr, dass das Kind sehr ineinandergesunken oder zu weit nach hinten gehalten wird. Während des Fütterns muss eine stabile Körperhaltung gesucht werden, in der das Kind so weit wie möglich gestützt wird und eine aktive Rumpf- und Kopfhaltung ausgelöst wird. Dies wird das Trinken positiv beeinflussen.
- Das Stillen ist bei Kindern mit Down-Syndrom gut möglich. Manchmal muss der Kiefer beim Trinken zusätzlich unterstützt werden.
- Bei einem niedrigen Tonus in den Wangen und Lippen kann es nötig sein, die Wangen dadurch zu unterstützen, dass sie leicht nach vorne bewegt werden, wodurch sich die Lippen spitzen. Auch können die Lippen durch einen leichten Druck vom Kinnknochen an nach oben unterstützt werden. Es ist wichtig, den Druck regelmäßig zu vermindern, um das Kind selbst das Tempo und die Art des Luftholens bestimmen zu lassen. Das Kind darf auf keinen Fall das Gefühl erhalten, dass die Lippen geschlossen gehalten werden, wodurch es das Gefühl einer Atemnot bekommen kann.
- Wenn die Zunge während des Trinkens zu weit nach draußen kommt, wird sie unter dem Sauger oder der Brustwarze liegen. Hierdurch kann die Unterlippe den Mundraum nicht abschließen. In den ersten Monaten bereitet dies wahrscheinlich wenige Probleme. In der Phase danach, wenn beim Trinken mehr Lippenschluss nötig ist, kann dies wohl Probleme bereiten: dann besteht nicht genügend Saugkraft oder Milch läuft aus dem Mund. Es kann nötig sein,

einen anderen Sauger (z. B. einen kiefergerecht geformten Sauger) anzubieten. Dieser gibt etwas mehr Halt und ein leichter Druck kann auf die Zunge ausgeübt werden, um sie im Mund zu halten.

Kinder mit Down-Syndrom, die ein Herzproblem haben, haben fast immer auch Probleme mit ihrer Kondition. Hierdurch ist es für sie manchmal fast unmöglich, eine gesamte Mahlzeit zu trinken. Zusätzlich haben sie oft Probleme mit der Atmung (Kurzatmigkeit). Dadurch ist es schwierig, einen guten Rhythmus von Saugen, Schlucken und Atmen aufzubauen. Die Fütterstörung besteht dann aufgrund einer Desorganisation. Die Folge ist, dass die Kinder während der Mahlzeiten häufig aufhören zu trinken, weil sie atmen müssen. Falls dann doch noch Nahrung in den Mund gelangt (aus dem Sauger oder der Brust), gerät das Kind in Atemnot oder verschluckt sich. Wenn dies ein paar Mal passiert, wird die Nahrung mit der Atemnot assoziiert, wodurch das Kind die Nahrung verweigert. Eine logische Reaktion mit weitreichenden Folgen für die Zukunft, wenn darauf nicht adäquat reagiert wird. Die Therapie muss auf die Vermeidung dieses Problems gerichtet sein. Das kann geschehen durch:

- Das Eindicken der Nahrung, damit keine Nahrung in den Mund gelangt, wenn das Kind nicht saugt.
- Das Einüben eines Saugrhythmus mit deutlichen Pausen (siehe Kapitel 7.1).
- Den Gebrauch des SpecialNeeds Saugers.
- Das Anbieten von (einem Teil der) Nahrung mit einem Löffel.

Kasus

Im Alter von 6 Wochen wird Vera beim Logopäden angemeldet. Sie hat das Down-Syndrom. Kurz nach der Geburt wurde festgestellt, dass sie einen Herzfehler hat, der operiert werden sollte, wenn sie ungefähr 5 Kilo wiegen würde. Anfangs gelang es, sie die Flasche leer trinken zu lassen, aber als sie immer mehr trinken musste und ihre Kondition schlechter wurde, gelang es nicht mehr. Sie hörte zwischendurch oft auf zu trinken, wurde sehr unruhig und drückte immer wieder den Sauger aus dem Mund. Manchmal begann sie schon zu weinen, wenn der Sauger in den Mund gebracht wurde. Die Mutter war den ganzen Tag über mit der Ernährung des Kindes beschäftigt, da es zunehmen musste: Es musste 5 Kilo schwer werden! Bei der Beobachtung wurde deutlich, dass Vera aufhörte zu trinken, um wieder zu Atem zu kommen, und dann eine Atemnot durch die Nahrung bekam, die in ihren Mund lief. Der SpecialNeeds Sauger und kleine Mengen mit einem Löffel gaben viel Ruhe: Die Ernährung wurde wieder angenehm! Nach der Operation konnte sie schnell die ganze Flasche leer trinken, da die Mutter das Trinken immer hat anbieten können und Vera das Trinken weiterhin üben konnte.

11.2.2 Füttern mit dem Löffel

Bei Kindern mit Down-Syndrom sehen wir bei dieser Aktivität zwei Probleme:

1. Das bewusste Öffnen des Mundes ist schwierig, wobei wir vor allem lutschende Bewegungen sehen können. Dies kann durch eine noch stark vorhandene Reflexaktivität verursacht werden, durch die das Kind den Mund nicht bewusst öffnen kann. Auch die schwer zu variierenden Bewegungen können das Abstreifen des Löffels behindern. Zusätzlich kann eine Hyporesponsivität bestehen und dadurch eine (leichte) orale Dyspraxie. Möglichkeiten zur logopädischen Therapie sind:
   - Bei einer noch stark vorhandenen Reflexaktivität kann es sinnvoll sein, noch ein paar Wochen mit dem Füttern mit dem Löffel zu warten, bevor wieder damit begonnen werden kann. Das kann dann nur aufgrund einer ausführlichen Munduntersuchung geschehen.
   - Das Stimulieren der Responsivität (Sensibilität) kann einen guten Einfluss auf das Füttern mit dem Löffel haben. Wenn ruhig und mit leichtem Druck über die Lippen und die Zunge gerieben wird, wird die orale Responsivität verbessert. Das kann mit einem Waschlappen oder einem Baumwolltuch geschehen, aber auch mit den Fingern des Versorgers. Auch das Zum-und-in-den-Mund- Führen der eigenen Hände des Kindes hilft bei der Entwicklung einer besseren Responsivität.
   - Aus einer guten stabilen Ausgangshaltung muss das Kind den Löffel kommen sehen. Dies ist für das bewusste Öffnen des Mundes wichtig. Des Weiteren kann auf die Punkte zurückgegriffen werden, die in Kapitel 8 beschrieben werden.
2. Beim Füttern mit dem Löffel kommt die Zunge weit aus dem Mund, wodurch viel verschüttet wird. In der Vergangenheit wurde oft gedacht, dass bei Kindern mit Down-Syndrom eine Makroglossie besteht. Dies ist jedoch nur bei einem sehr kleinen Prozentsatz der Fall. Durch den niedrigen Tonus im Mundbereich und durch die wenig variierende Motorik der Zunge (vor allem durch die nach vorne und hinten gerichtete Bewegung) kommt diese oft nach draußen. Möglichkeiten zur Behandlung sind:
   - Für eine gute Körperhaltung sorgen, wobei motorisch nicht zu viel verlangt werden darf (nicht ohne Stütze gerade sitzen, wenn das Kind noch nicht dazu bereit ist), denn dies löst das Herauskommen der Zunge aus.
   - So oft wie möglich die bewusste Mundöffnung auslösen und das Kind nicht am Löffel saugen lassen. Der Löffel muss also schnell in und aus dem Mund gebracht werden.
   - Schnell reagieren, um bei Öffnung des Mundes mit dem Löffel diesen direkt in den Mund zu bringen. Je länger gewartet wird, desto weiter wird die Zunge aus dem Mund kommen.

- Wenn der niedrige Tonus des Mundbereiches das Hauptproblem ist, kann die Mundkontrolle (siehe die Beschreibung in Kapitel 11.3.1) eine gute Unterstützung sein.

Wenn diese Kinder feste Nahrung erhalten, für die unterschiedliche Zungenbewegungen benötigt werden, ist häufig auch eine Verbesserung beim Essen mit dem Löffel zu sehen.

11.2.3 Kauen

Bei Kindern mit Down-Syndrom, aber auch bei Kindern mit einer verzögerten Entwicklung dauert es häufig lange, bis sie gut kauen. Dies wird vor allem durch die wenig variierende Motorik der Zunge verursacht (vor allem nach vorne und hinten gerichtete Bewegungen und keine oder wenige zur Seite gerichtete Bewegungen) und manchmal durch die fehlende ‚motor persistence', bei der es schwierig ist, eine Bewegung lang anhaltend auszuführen. Wenn bei diesen Kindern feste Nahrung in den Mund gebracht wird, drücken sie sie mit der Zunge nach draußen, gegen den Gaumen oder sie wird direkt nach hinten gebracht. Hierdurch wird die schützende Wirkung des Würgreflexes aktiv und sie würgen oder verschlucken sich. Der Effekt solch einer Erfahrung ist, dass das Kind feste Nahrung verweigert und die Eltern Angst haben, es noch einmal zu versuchen. Infolgedessen fehlen dem Kind Erfahrungen im Mundbereich (Geschmack, verschiedene Substanzen, warm oder kalt), die so wichtig sind bei der Gewöhnung an feste Nahrung. Zwischen dem 8. und dem 12. Monat kann am besten mit dem Kauen von fester Nahrung begonnen werden:

- Zuerst kleine Stücke Brot oder Babykekse, die schnell weich werden, an die Seite (zwischen den Kiefern oder in die Wangentasche) des Mundes bringen. Zwischen links und rechts abwechseln. Wenn dies ein paar Wochen lang geübt wurde, kann auf das Anbieten von Nahrung in der Mitte des Mundes übergegangen werden. Das Stimulieren der transversalen Zungenreaktion (z. B. mit einem Wattestab) kann bei der Stimulierung der seitlichen Bewegungen der Zunge helfen. Dies muss sehr vorsichtig geschehen, dabei dürfen die Lippen oder die Innenseite der Wangen nicht berührt werden, um Lutschen vorzubeugen.
- Wenn das Kauen schwierig ist, da das Kind noch nicht in der Lage ist, diese Bewegung ein paar Mal auszuführen (‚motor impersistence'), ist es besser, beim Üben mit einem Putzlernstift oder der Fingerzahnbürste zu beginnen. Indem diese zwischen die Kiefer gebracht werden und Kaubewegungen ausgelöst werden, übt das Kind diese wiederkehrenden Bewegungen. Wichtig ist, nach jeder Bewegung die Bürste aus dem Mund zu holen und zu warten, bis das Kind geschluckt hat: So übt das Kind die Kombination von zuerst Kauen und dann Schlucken.

11.2.4 Trinken aus einem Becher

Der Übergang vom Trinken aus der Flasche zum Trinken aus einem Becher wird für Kinder mit Down-Syndrom als ein wichtiger Schritt angesehen, da hiermit die Motorik der Lippen und der Zunge weiter beeinflusst werden kann. Im ersten Lebensjahr muss dies vor allem als Übung gesehen werden und noch nicht als vollkommener Ersatz für das Trinken aus der Flasche. Selbstständigkeit und die Entwicklung der Arm- und Handmotorik (z. B. das selbstständige Festhalten der Flasche) sind auch sehr wichtig. Wichtige Punkte beim Trinkenlernen aus dem Becher sind:

- Es muss auf die Körperhaltung geachtet werden. Dabei gilt das Gleiche wie auch beim Füttern mit dem Löffel: Man sollte nicht zwei schwierige motorische Aktivitäten zur gleichen Zeit verlangen.
- Zu Beginn geht es vor allem darum, jedes Mal nur ein paar kleine Schlucke anzubieten, so dass das Kind sich nicht erschreckt. Das gelingt am besten mit etwas dickerer Flüssigkeit (z. B. Joghurt oder Vla) oder mit einem Becher mit Deckel (z. B. einem Medizinbecher).
- Indem dem Kind immer nur ein Schluck angeboten wird, kann verhindert werden, dass es am Becher lutscht oder dass die Zunge zu weit unter den Rand nach draußen kommt.
- Das Trinken aus einem Strohhalm kann eine willkommene Abwechslung zum Trinken aus einem normalen Becher sein. Abhängig von den motorischen Fähigkeiten (beeinflusst durch eine eventuelle bukkofaziale Apraxie oder ‚motor impersistence') können Kinder mit Down-Syndrom dies zwischen dem 1. und 3. Lebensjahr lernen. Ein Kugelstrohhalm oder ein abgeschnittener Strohhalm kann dabei helfen.
- Das Trinken aus einem Becher mit Ventil erfordert die gleichen Fähigkeiten wie das Trinken mit einem Strohhalm. Das Trinken aus einem solchen Becher ist gut für die Mundmotorik, muss aber häufig erst gelernt werden.

Bei Kindern mit Down-Syndrom wird manchmal auch eine Gaumenplatte eingesetzt (ungefähr ab dem zweiten bis dritten Monat), mit der versucht wird, die Haltung der Zunge (und dadurch der Lippen) zu beeinflussen. Oft wird diese Platte in Kombination mit der Castillo-Morales-Therapie eingesetzt. Hierbei werden motorische Punkte stimuliert. Durch den Druck auf Punkte (z. B. am Kinn) in einer bestimmten Richtung (z. B. kranial oder dorsal) werden Muskeln aktiviert. Zur Therapie gehören auch Trink-, Saug- und Schluckübungen (Fischer-Brandies, Avalle, Renner & Schmidt, 1984).

11.2.5 Speichelverlust und Speichelkontrolle (Autor: K. van Hulst)

Speichelverlust wird umschrieben als der unfreiwillige und übermäßige Speichelfluss aus dem Mund. Bei Kindern zwischen 15 und 18 Monaten ist das normal.

Danach nimmt der Speichelfluss aufgrund der physiologischen Reifung und der verbesserten oralen sensomotorischen Funktionen ab. In den ersten drei Lebensmonaten besteht durch die geringe Speichelproduktion kaum Speichelfluss. In der Zeit danach verliert das Kind nur Speichel, wenn es sitzt. Im Alter von sechs Monaten verliert das Kind keinen Speichel mehr, wenn es auf der Seite oder auf dem Bauch liegt, sondern nur noch, wenn es sich anstrengt. Im Alter von 15 Monaten besteht noch Speichelfluss bei feinmotorischen Aktivitäten und wenn das Kind sich sehr anstrengen muss. Ab einem Alter von zwei Jahren muss der Speichel kontrolliert werden können. In wenigen Fällen bleibt der Speichelverlust bei nichtneurologisch kranken Kindern bis zum Kindergartenalter bestehen. Unter Einfluss von einfachen Behandlungen oder dem sozialen Druck der Außenwelt wird dies häufig verbessert. Speichelverlust nach dem vierten Lebensjahr wird definitiv als nicht normal angesehen. Dies tritt häufig bei Kindern mit einer geistigen Behinderung, einer neuromuskulären Krankheit und bei Kindern mit einer Zerebralparese auf. Bei 10-37,5 % dieser Kinder erzeugt der mittelgradige bis hochgradige Speichelverlust ein wichtiges psychisches, soziales und emotionelles Problem (Van de Heyning, Marquet & Creten, 1980). Die Speichelproduktion bei Kindern mit Zerebralparese ist normal. Der Speichelverlust wird bei diesen Kindern also nicht durch eine übermäßige Speichelproduktion (Hypersalivation) verursacht.

Funktionelle Anatomie und Physiologie der Speicheldrüsen

Unter normalen Umständen werden ungefähr 95 % der Mundflüssigkeit durch drei paarige große Speicheldrüsen produziert.

- Die Glandulae parotideae (die Unterohrspeicheldrüsen) scheiden 25-30 % serös wässrigen Speichel aus, wenn nicht gegessen oder getrunken wird. Der Speichelabsatz durch die Parotisdrüsen wird durch Geschmack, Geruchsstimuli, taktile Stimulation, Schmerz und psychische Faktoren stimuliert. Die Speichelproduktion aus der Parotisdrüse wird besonders angeregt, wenn man kaut oder bei saurem Geschmack.
- Die Glandulae submandibulares (die Mundbodenspeicheldrüsen) sorgen für 50-70 % der basalen Speichelproduktion, wenn nicht gegessen oder getrunken wird. Die Viskosität des Speichels ist sero-mukös.
- Die Glandulae sublingualis (die Unterzungenspeicheldrüsen) scheiden 5-15 % mukösen, schleimigen Speichel ab.

Die Innervation der Speicheldrüsen geschieht durch das autonome, vegetative (unwillkürliche) Nervensystem und steht in erster Linie unter parasympathischer Kontrolle; die Verdauung und der Speichelfluss nehmen zu, wenn die physische Spannung abnimmt. Wenn jemand angespannt oder motorisch aktiv ist, tritt das sympathische System differenziert in Kraft, der Speichelfluss nimmt ab (trockener Mund) und die Verdauung wird gebremst.

Die Ursachen des Speichelverlustes bei Kindern mit Zerebralparese

Speichelverlust wird durch mehrere Faktoren bestimmt. Dadurch, dass Kinder mit motorischen Problemen nicht genügend in der Lage sind, ihre Mundmotorik zu beherrschen, können sie den Speichel nicht gut fühlen, sammeln und zum Schlucken transportieren. Bei den meisten Kindern mit Speichelverlust vorne am Mund besteht eine Störung der oralen Phase des Schluckens (anteriorer Speichelverlust). Bei einem Teil der Kinder besteht der sogenannte posteriore Speichelverlust (van Jongerius, van den Hoogen & Rotteveel, 2005). Diese Kinder haben häufig eine pharyngeale Schluckstörung, bei der der Speichel über dem Zungenrücken ausfließt und sich im Oropharynx sammelt. Oft wird Speichel aspiriert und verursacht rezidive Luftweginfektionen und eine röchelnde Atmung. Ursachen, die damit zusammenhängen, sind:

- Unzureichende Kopf-/Rumpfkontrolle
- Malokklusionen, Infektionen im Mundbereich
- Gastroösophagealer Reflux
- Makroglossie
- Nasale Obstruktion
- Allergien
- Medikamentengebrauch
- Unvermögen zur Ausführung von zwei gleichzeitigen motorischen Aktivitäten bei unzureichender Automatisierung des Schluckens
- Selbststimulierendes Verhalten (Spielzeug im Mund, am Daumen nuckeln)
- Verminderte Wachheit

Logopädische Untersuchung

Der Logopäde hat die Aufgabe, die Ursache des Speichelverlustes zu finden und die Mundmotorik und die Schluckfunktion zu beurteilen, so dass schlussendlich die richtige Behandlungsmethode ausgesucht werden kann. In spezialisierten Zentren gibt es hierfür interdisziplinäre ‚droolingteams'. Die Logopädin wird durch (semi)quantitative Messungen bei der Differenzialdiagnostik und bei der Wahl einer Behandlung eine wichtige Rolle spielen.

Behandlungsmethoden

In erster Linie wird die Logopädin eingeschaltet, um dem Kind eine bessere Speichelkontrolle zu lehren. Logopädie ist in vielen Fällen effizient, wenn leichter bis mittelgradiger Speichelverlust besteht. Bei hochgradigem Speichelverlust muss eine andere Form der Therapie ausgesucht werden.

- Logopädie: brushing and icing, Mundbehandlung, myofunktionelle Therapie, totale Haltungskontrolle, Mundkontrolle (nach Mueller).
- Verhaltenstherapie, Biofeedback-Therapie.

- Chirurgische Therapie (Entfernen der Speicheldrüsen, das Verlegen des Ductus, das Unterbinden der Speicheldrüse(n)).
- Pharmakologische, medikamentöse Therapie (Botox, Scoplamin) (Hulst, Jongerius, Rotteveel & Godschalk, 2002).

11.3 Kinder mit neurologischen Krankheiten, bei denen Tonusprobleme im Vordergrund stehen

Eine Zerebralparese, im niederländischen infantile Enzephalopathie, ist eine nichtprogressive Krankheit des zentralen Nervensystems, die sich vor, während oder nach der Geburt ergibt, verursacht durch einen Sauerstoffmangel, durch den die primären Hirnzellen beschädigt werden. Ein erhöhtes Risiko für diese Schädigung besteht bei Prematurität, Dysmaturität, bei Mehrlingsgeburten und wenn die Geburt lange dauerte oder das Kind mit einer Zange geholt werden musste. Hierdurch können Tonusprobleme und eine pathologische Reflexentwicklung entstehen, manchmal kombiniert mit einer geistigen Behinderung. Diese kann unter anderem Fütterstörungen verursachen. Die Tonusprobleme können sich in einer Hypertonie (hoher Tonus), einer Hypotonie (niedriger Tonus) oder einem wechselnden Tonus äußern. Bei einer Hypertonie verläuft die Entwicklung der Reflexe oft nicht gut, die Reflexaktivität nimmt nicht ab und macht keinen Platz für die willkürliche Motorik. Die Reflexe können immer ausgelöst werden, wodurch zusammen mit der Hypertonie die normale Bewegung ernsthaft behindert wird. Im Mundbereich bleibt der Würgreflex oft in starkem Maße bestehen und der Beißreflex kann sich vom rhythmischen Beißen in ein starkes Zusammenpressen der Kiefer verändern. Es entstehen dann auch Probleme mit der sensorischen Integration wie Hyperresponsivität und taktile Abwehr, die sich auch im restlichen Körper zeigen.

Eine Hypotonie kann sowohl als Folge einer Hirnschädigung vorkommen als auch als Folge einer angeborenen Myopathie (wie der central core myopathy oder der dystrophischen Myotonie), bei der das Essen und Trinken sowohl durch die Hypotonie des gesamten Körpers als auch durch die des Mundbereiches behindert werden.

Bei einem wechselnden Tonus besteht während der Bewegung ein ständiger Wechsel zwischen Hypertonie und Hypotonie. Hierdurch hat das Kind Schwierigkeiten, Stabilität zu bewahren, was während des Essens Probleme bereiten kann.

11.3.1 Neuro Developmental Treatment (NDT) und sensorische Integrationstherapie

Kinder mit Zerebralparese werden in den Niederlanden vor allem mit den NDT-Prinzipien (Neuro Developmental Treatment) behandelt. Das Bobath-Konzept ist ein interdisziplinäres, diagnostisches und therapeutisches Konzept für Kinder mit angeborenen und nicht angeborenen Hirnschädigungen. Ursprünglich wurde das Konzept durch das englische Ehepaar Bobath entwickelt und seitdem durch die neuesten Ideen über das motorische Lernen und die motorische Kontrolle erweitert. Die Verbesserung der Körperhaltung und der Bewegungen des Kindes steht im Mittelpunkt, wobei das 24 Stunden Prinzip genutzt wird. Mithilfe einer speziellen Analyse wird das Bewegungsmuster des Kindes angeschaut und durch Tonusregulation, Faszilation und Stimulation wird das Kind zu funktionelleren Bewegungen stimuliert. Die Untersuchung der Mundmotorik bei Kindern mit Zerebralparesen verlangt Kenntnisse über den Einfluss der Gesamtmotorik auf die Mundmotorik. Die Instabilität des Rumpf-, Nacken- und Schultergürtels verursacht Probleme im Mundbereich, wofür der offene Mund und die stark aus dem Mund ragende Zunge (Zungenprotrusion) kennzeichnend sind.
Für die Behandlung von Kindern mit Zerebralparese mithilfe der NDT-Prinzipien muss man einen Kurs machen. Dabei werden sowohl die Untersuchung als auch die Basistechniken besprochen. Danach kann der (Mueller)Kurs gemacht werden, in dem spezielle Techniken gelehrt werden, die auf die Verbesserung der Mundmotorik und der Mundsensibilität gerichtet sind (Mundbehandlung, brushing/icing, Zähne putzen, Tonusregulation im Mundbereich und Atem-Stimmtherapie). Ausgehend von den NDT-Prinzipien werden nun die Probleme und mögliche Interventionen beim Lernen von Essen und Trinken besprochen.

Bei Kindern mit einer Hirnschädigung können sowohl Probleme mit der Sensibilität (meistens eine Hyperresponsivität oder taktile Abwehr) als auch mit der Gesamtmotorik das Füttern mit der Flasche, das Stillen oder das Lernen von Trinken und Essen behindern. Eine Bedingung für die Begleitung ist die Verbesserung der sensorischen Integration und die Suche nach einer guten Ausgangshaltung.
Die Verbesserung der sensorischen Integration im gesamten Körper ist meist die Aufgabe der Ergotherapie oder der Physiotherapie. Bei jungen Kindern wird oft mit der sogenannten Bürstentherapie gearbeitet. Die Hyperresponsivität oder taktile Abwehr wird langsam abgebaut, indem der gesamte Körper gebürstet wird. Eine Hyporesponsivität wird dadurch beeinflusst, dass man dem Kind viele Stimuli bietet, bei denen es zu einer Reaktion provoziert wird. Zusammen mit dem Ergotherapeuten oder dem Physiotherapeuten kann an diesen Problemen im Mundbereich gearbeitet werden (siehe hier auch die Möglichkeiten für die Normalisierung der Sensibilität, Kapitel 13).

- Feste Massagen der Fußsohlen, der Handballen und danach des Kopfes und der Wangen. Wenn das Kind dies erträgt, kann mit kräftigem Reiben über die Lippen (Außen- und Innenseite) begonnen werden. Die Vorgehensweise geht von kräftigem Druck zu immer leichterem Druck, wobei das Kind immer wieder die Gelegenheit zur Reaktion erhalten muss. Diese kann sich darin äußern, dass es nach den Händen des Versorgers sieht, Bewegungen mit den Lippen und der Zunge macht oder es zulässt, dass die Massage noch einmal ausgeführt werden darf. Abwehr muss als ein Signal gesehen werden, dass das Kind diese Stimuli noch nicht vertragen kann.
- Logopädische Techniken wie die Mundbehandlung und das brushing/icing können auch gut zur Erreichung dieses Zieles genutzt werden. Hierbei wird der Stimulus im Mundbereich (Massage bei Mundbehandlung und taktiler Stimulus mit einem Pinsel und Eis beim brushing/icing) jedes Mal an die ‚adaptive response' u. a. des Schluckens gekoppelt.
- Das Putzen der Zähne (vorsichtig von vorne nach hinten aufgebaut) kann auch genutzt werden, um die Sensibilität im Mundbereich zu normalisieren.
- Bei einer Hyporesponsivität kann durch leichtes Reiben oder Kitzeln ein deutlicher Stimulus gegeben werden. Auch hierbei sind die ‚adaptive responses' wieder wichtig.

Beim Essen und Trinken ist eine gute Ausgangshaltung von wesentlichem Belang. Gerade zu sitzen ist bei Tätigkeiten wie dem Füttern mit dem Löffel, dem Kauen oder Trinken aus einem Becher wichtig. Zu weit in der Waagerechten zu liegen kann Verschlucken und Aspiration verursachen. Für eine gute Ausgangshaltung bestehen folgende Möglichkeiten:

- Bei einer Hypertonie muss sich die Ausgangshaltung auf Entspannung und Vermeidung des Überstreckens richten (Inhibition einer pathologischen Körperhaltung und Bewegung). Für das Kind darf so wenig wie möglich die Gelegenheit bestehen, sich zu überstrecken: die Flexion von Hüften und Knien, leichte Flexion der Schultern und ein verlängerter Nacken. Abhängig von den Möglichkeiten und Einschränkungen des Kindes kann dies in der sogenannten Schwester-Lieselotte-Haltung (siehe Abbildung 4) in einer kleinen Hängematte oder auf dem Schoß geschehen.

Es kann auch ein Maxi Cosi genutzt werden, wobei die Gefahr besteht, dass die feste Rückenlehne das Überstrecken fördert. Dann ist eine Baby-Sitzwippe mit einer flexiblen Rückenlehne anzuraten. Wenn das Kind auf eine Stimulierung des Hinterkopfes durch Überstrecken reagiert, muss eine Körperhaltung gesucht werden, in der tiefer gestützt wird, wie z. B. am Nacken oder bei den Schultern.

- Ab einem Alter von ungefähr neun Monaten werden Kinder oft zu groß für die Schwester-Lieselotte-Haltung (Abbildung 4). Der Versorger kann dann ein

Brett mit einem Kissen auf seinen Schoß legen, wobei das Brett gegen einen Tisch gelehnt wird. Das Kind kann sich dagegen lehnen und die Beine des Kindes können seitlich um die Hüften des Versorgers gelegt werden. Diese Lagerung gibt die Möglichkeit, viel Flexion anzubieten und auf das Überstrecken des Kindes zu reagieren. Auch kann ein angepasster Stuhl genutzt werden.

Abbildung 4: Schwester-Lieselotte-Haltung, mit der den Knien, Hüften und Schultern viel Flexion gegeben wird und eine gute Möglichkeit zum Augenkontakt besteht

- Bei einer Hypotonie können Stimulationstechniken genutzt werden, um den Tonus zu erhöhen. Eine gut gestützte Haltung des Rumpfes kann eine aktive Kopfhaltung auslösen und dadurch das Füttern einfacher machen.
- Kindern mit einem wechselnden Tonus muss eine Haltung angeboten werden, mit der viel Stabilität gegeben wird. Sehr kleine Kinder werden fest eingewickelt. Wenn sie etwas größer sind, ist ein Stuhl, in dem sie stark gestützt werden, wichtig.

Für die verschiedenen Fähigkeiten kann es nötig sein, die Motorik des Mundbereiches zu beeinflussen. Die Mundkontrolle (nach NDT/Mueller) kann gut dabei genutzt werden (siehe Abbildung 5). Durch die Mundkontrolle erhält das Kind die Möglichkeit, leichter und auf eine gute Art zu schlucken. Eine gute Ausgangshaltung des Kindes mit einer leichten Flexion des Kopfes ist wichtig. Unter dem Mundboden wird mit dem Mittelfinger Druck gegeben, wobei die Zungenprotrusion gebremst wird. Durch nach oben gerichteten Druck auf das Kinn mit dem Daumen oder dem Zeigefinger wird der Lippenschluss ausgelöst. Hierbei muss man gut auf die Reaktionen des Kindes achten. Wenn das Kind Anzeichen von Atemnot oder Abwehr zeigt, muss die Unterstützung vermindert werden.

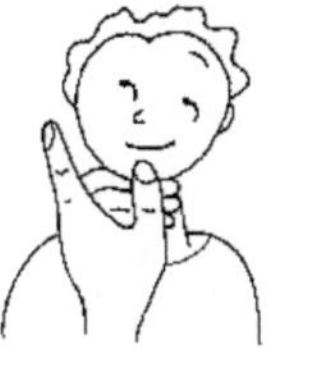

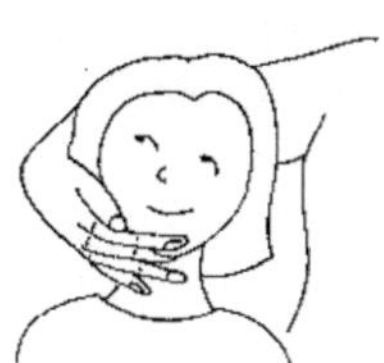

Abbildung 5: Mundkontrolle von vorne und von der Seite

11.3.2 Stillen oder Füttern mit der Flasche

Die Ursachen für die Saugprobleme bei Kindern mit einer Hirnschädigung sind zu Beginn:

A Durch eine Hypotonie nicht genug Druck mit der Zunge gegen den Sauger oder die Brustwarze geben zu können.

B Fehlen der Reflexe, wodurch das Kind keine Saugbewegungen macht.

Nach drei bis vier Monaten spielen die folgenden Ursachen eine Rolle:
C Infolge einer Hypertonie, bei der Überstrecken und das weite Öffnen des Mundes entstehen, keinen guten Lippenschluss machen zu können.
D Pathologische Reflexe oder das Fehlen der Reflexe.
E Zu weites Herauskommen der Zunge während des Trinkens (Zungenprotrusion).

Therapiemöglichkeiten
Bei einem niedrigen Tonus in den Lippen, der Zunge oder den Wangen als Folge einer Zerebralparese (‚floppy child') oder einer (peripheren) Lähmung (ein- oder beidseitige Fazialisparese), eventuell kombiniert mit einer einseitigen Lähmung des gesamten Körpers, sind die folgenden Behandlungen möglich:

- Bei Kindern mit einer halbseitigen Lähmung (z. B. als Folge einer Hirnblutung) ist manchmal zu sehen, dass der anfänglich niedrige Tonus auf der einen Seite des Körpers mit einem niedrigen Tonus auf beiden Seiten des Mundbereiches, vor allem der Lippen, einhergeht. Zuerst muss eine gute Ausgangshaltung gesucht werden, wobei auf der betroffenen Seite genügend Unterstützung und Stimulus gegeben werden muss. Bei einer einseitigen Lähmung kann es nötig sein, diesen Stimulus auf der betroffenen Seite zu geben.
- Falls durch zu wenig Kraft in den Lippen und der Zunge nur lutschende Bewegungen entstehen und nicht genügend Kraft vorhanden ist, um Milch in den Mund zu saugen, kann ein sogenanntes Saugtraining mit dem Fingerfeeder gemacht werden (Kapitel 7).
- Wenn in den Lippen, den Wangen und/oder der Zunge (ein- oder beidseitig) ein niedriger Tonus besteht, wird das Kind große Mühe haben, die Lippen um die Brustwarzen oder den Sauger zu schließen. Auch das Ausüben von Druck mit der Zunge gegen den Sauger oder die Brustwarze wird schwierig sein. Bei einer hochgradigen halbseitigen Lähmung des Gesichts kann es nötig sein, die Lippen auf der betroffenen Seite dadurch zu stützen, dass sie leicht gespitzt werden, während der Versorger mit derselben Hand unter dem Mundboden Druck gibt. Hierbei geht es vor allem um die Unterstützung der Lippen und der Zunge, um diese auf den Sauger oder die Brustwarze Druck ausüben zu lassen. Man muss auf die Signale des Kindes achten, um beim Trinken eine Pause zu machen oder das Trinken zu beenden, so dass das Kind selbst den Rhythmus und das Tempo des Trinkens bestimmen kann.
- Wenn aufgrund eines fehlenden Saugreflexes nicht gesaugt wird, kann versucht werden, mithilfe der anderen Nahrungsreflexe das Saugen auszulösen.

Wenn das Kind eine Hirnschädigung hat, kann anfangs ein niedriger Tonus bestehen. Im Laufe der ersten Monate kann dieser niedrige Tonus in einen hohen

Tonus übergehen, sowohl im Körper als auch im Mundbereich. Wenn dies der Fall ist, muss sowohl die Körperhaltung als auch die Mundmotorik behandelt werden.

- Abhängig vom Ausmaß der Hypertonie wird die Ausgangshaltung für den guten Verlauf der Ernährung bestimmend sein. Bei jungen Kindern ist die sogenannte Schwester-Lieselotte-Haltung (Abbildung 4, Seite 106) am besten geeignet. Die Flexion in den Hüften und Schultern und der verlängerte Nacken sorgen so für eine entspannte Ausgangshaltung beim Füttern. In dieser Ausgangshaltung kann sich die Mundmotorik optimal entwickeln: Es ist ein besserer Lippenschluss möglich, und dadurch wird auch weniger verschüttet. Falls noch immer eine Zungenprotrusion besteht, kann die Mundkontrolle genutzt werden.
- Auch beim Stillen muss nach einer guten Ausgangshaltung gesucht werden, wobei die Flexion der Hüfte und der Schultern eine wichtige Rolle spielt. Die Wiegehaltung (Abbildung 3, Seite 62) kann genutzt werden, weil sie viel Unterstützung und Flexion gibt und das Kind seinen Kopf nicht drehen muss, um zu trinken.
- Bei Hypertonieproblemen im Mundbereich, die mit Tonusproblemen im gesamten Körper einhergehen, kann manchmal beobachtet werden, dass der Beginn des Fütterns ruhig verläuft, wobei ein angemessen normaler Tonus besteht. Wenn während des Fütterns durch Handlungen (z. B. durch das Bäuerchen machen lassen), durch Stimuli von Geräuschen oder Licht oder durch zu viel Aktivität ein zu hoher Tonus entsteht, hat dies auch immer auf die Mundmotorik Einfluss. Das Strecken von Rumpf und Nacken geht mit einem weit offenen Mund einher. Für das Kind ist es schwierig, diesen wieder zu schließen, um mit der Saugbewegung zu beginnen. Dadurch, dass eine gute Körperhaltung gesucht wird (Flexion), kann sich das Kind entspannen, und das beeinflusst die Mundmotorik und hat einen besseren Lippenschluss zur Folge.
- Bei Problemen infolge einer Hypertonie im Mundbereich ist es wichtig, auf die Form des Saugers und der Flasche zu achten. Eine gute Beobachtung des Trinkens kann bei der richtigen Wahl helfen. Bei wenig Saugkraft darf das Loch im Sauger nicht zu klein sein (wie z. B. beim Dodie-Sauger, Stand III, oder ein kleiner Sauger mit vier Löchern). Falls genügend Saugkraft besteht, aber Koordinationsprobleme vorhanden sind, sollte man am besten den Special-Needs Sauger nutzen. Bei Schwierigkeiten, den Sauger zu umschließen, kann es nötig sein, einen kiefergerecht geformten Sauger zu nutzen. Wenn das Kind schnell würgt, ist ein kleiner, kurzer Sauger (AVENT oder NUK Größe 1) anzuraten.

11.3.3 Füttern mit dem Löffel

Das Füttern mit dem Löffel erfordert neben der willkürlichen Mundöffnung beim Sehen des Löffels auch den Mundschluss. Bei Tonusproblemen und bei Responsivitätsproblemen im Gesicht und im Mundbereich kann es vorkommen, dass das Kind den Mund nicht schließt, nachdem die Nahrung mit dem Löffel in den Mund gebracht wurde.

Therapiemöglichkeiten

- Wenn das Kind die Lippen aufgrund eines zu niedrigen oder zu hohen Tonus in den Lippen oder Wangen oder aufgrund einer (einseitigen) Lähmung im Gesicht nicht gut schließen kann, muss die Ausgangshaltung der erste Punkt sein, der behandelt wird. Zusätzlich muss die Mundkontrolle erfolgen oder der Kiefer und die Lippen unterstützt werden.
- Falls das Kind motorisch in der Lage ist, die Lippen zu schließen, aber nicht genügend Stimuli beim In-den-Mund-Bringen von Nahrung erhält (Hyporesponsivität), kann durch einen leichten Löffeldruck auf die Zunge oder dadurch, dass der Löffel etwas länger im Mund gehalten wird, geholfen werden. Auch können für diese Kinder Mundspiele (Kapitel 13) zur Unterstützung der Entwicklung der Responsivität empfohlen werden.

Beim Trinken aus der Flasche macht die Zunge in erster Linie nach vorne gerichtete Bewegungen. Manche Kinder essen anfänglich mit dieser Zungenbewegung auch vom Löffel. In dem Moment, in dem Nahrung auf die Zunge kommt, bewegt sich diese nach vorne, wodurch es aussieht, als ob die Nahrung aus dem Mund gedrückt wird. Oft wird dies von den Versorgern als Nicht-essen-Wollen verstanden. Diese Kinder sind jedoch noch nicht in der Lage, ihre Zungenmotorik genug zu steuern. Bei einer normalen Mundmotorik wird im Laufe der Zeit die Zunge von selbst immer mehr im Mund bleiben und mehr nach hinten gerichtete Bewegungen machen. Kindern, die Tonusprobleme im Mundbereich haben, bereitet dies größere Probleme. Bei einem niedrigen Tonus wird vor allem der schlechte Mundschluss eine Rolle spielen. Bei Hypertonie im gesamten Körper oder im Mundbereich wird Aktivität mit Überstrecken, Öffnung des Mundes und dem Herauskommen der Zunge mit einem hohen Tonus (Zungenprotrusion) einhergehen.

Therapiemöglichkeiten

- Bei Kindern mit Tonusproblemen, bei denen beim Füttern mit dem Löffel Zungenprotrusion entsteht, muss die Begleitung zuerst auf die Ausgangshaltung gerichtet sein. Die Flexion der Hüfte und der Knie, eine leichte Flexion der Schultern und ein verlängerter Nacken geben eine gute Ausgangshaltung. Eventuell kann hierfür ein angepasster Stuhl genutzt werden. Wenn die weite

Öffnung des Mundes und die Zungenprotrusion das Füttern mit dem Löffel noch immer beeinflussen, kann Mundkontrolle als Hilfestellung gegeben werden. Falls mithilfe der Mundkontrolle die Zungenprotrusion vermindert werden kann, kann versucht werden, die Hilfe wegzulassen. Eventuell kann mit dem Löffel kurz ein leichter Druck auf die Zunge gegeben werden, wenn er in den Mund gebracht wird. Ein platter, kurzer Löffel, am besten aus Kunststoff (gibt weniger Stimuli), ist gut geeignet, um das Abstreifen einfacher zu machen und um keinen Würgreflex auszulösen.

Bei hypertonen Kindern können die Beiß- und Würgreflexe pathologisch bestehen bleiben. Bei einem pathologischen Beißreflex wird dieser Reflex bei der Berührung der Lippen, aber vor allem des Zahnfleischs und der Zähne ein starkes Beißen auf den Löffel verursachen. Oft geschieht dies in Kombination mit dem Drehen des Kopfes zu einer Seite und dem Überstrecken des Körpers. Bei einem erhöhten Würgreflex wird das Kind würgen, wenn der Löffel und/oder die Nahrung in den Mund kommen. Beide Situationen sind für das Kind unangenehm und müssen so gut wie möglich verhindert werden.

Therapiemöglichkeiten

- Die Anpassung der Körperhaltung, bei der durch Flexion so viel Entspannung wie möglich gegeben wird, ist eine erste Voraussetzung.
- Der Gebrauch eines kleinen, kurzen Löffels kann Würgen verhindern, vor allem, wenn das Kind so aktiv wie möglich den Löffel abstreift. Außerdem darf der Löffel nicht zu weit in den Mund gebracht werden.
- Es kann nötig sein, die Hyperresponsivität im Mundbereich zu beeinflussen. Bei Kindern mit hochgradigen motorischen Behinderungen müssen die Hände zum Mund gebracht werden; dies sollte in die tägliche Versorgung mit eingebunden werden.
- Wenn das Kind aufgrund eines pathologischen Beißreflexes stark auf den Löffel beißt, darf nicht versucht werden, den Löffel aus dem Mund zu ziehen. Durch Flexion (des Nackens) und Rotation (des Rumpfes) kann der Löffel leichter herausgeholt werden. Ein Kunststofflöffel oder ein Löffel mit einer Ummantelung aus Kunststoff (z. B. von NUK) verhindert eine Beschädigung der Zähne.

11.3.4 Kauen

Für das Kauen ist eine variierende Motorik der Zunge mit seitlichen Bewegungen nötig. Bei Hypertonie wird sich die Zunge weniger variierend bewegen können und in erster Linie nur nach vorne gerichtete Bewegungen machen können, manchmal in Kombination mit einem weit geöffneten Mund, wobei die Nahrung mit der Zunge wieder nach draußen gedrückt wird. Zusätzlich kann ein pathologischer Beißreflex oder Würgreflex das Kauen behindern. Bei Hypotonie kann das Kauen durch zu wenig Kraft behindert werden.

Therapiemöglichkeiten

- Wenn die Zungenprotrusion das Kauen behindert, muss zuerst nach einer guten Ausgangshaltung gesucht werden, in der das Überstrecken eingeschränkt werden kann. Mithilfe der Mundkontrolle kann verhindert werden, dass die Zunge aus dem Mund kommt. Hiermit wird noch kein Einfluss auf das Entstehen seitlicher Bewegungen der Zunge und von Kaubewegungen genommen. Diese können wie in Kapitel 9 besprochen geübt werden.
- In einer Studie (Arvedson, 1998) wurde deutlich, dass es bei neurologischen Krankheiten für die Verdauung von Nahrung besser ist, etwas größere Stücke zu geben, falls das Kind dazu in der Lage ist. Das vereinfacht die Empfindung im Mundbereich, wodurch eine bessere Bolusformung und Passage möglich sind.
- Wenn das Kind schnell würgt, kann es schwierig sein, feste Nahrung anzubieten. Eine sorgfältige Untersuchung des Mundbereiches kann über das Ausmaß der Auslösbarkeit dieses Reflexes Informationen liefern. Behandlungen zur Desensibilisierung des Mundbereiches (z. B. die Mundbehandlung nach Mueller) können nötig sein, bevor mit fester Nahrung begonnen wird.
- Ein zu niedriger Tonus im Mundbereich (als Folge einer peripheren Lähmung oder als Teil einer totalen Hypotonie) kann Mundatmung verursachen und eine weniger gerichtete Bewegungsmöglichkeit der Zunge. Eine gute, aktive, eventuell gestützte Ausgangshaltung kann helfen, die Zungenmotorik optimal zu nutzen. Auch bei diesen Kindern sollte feste Nahrung zuerst seitlich angeboten werden. Zusätzlich kann eine Unterstützung des Lippenschlusses durch leichten Druck auf den Mundboden helfen, die Zunge im Mund zu halten. Kauübungen mit einem Putzlernstift können genutzt werden, um die Kraft des Kauens zu verbessern und den Tonus der Zunge zu erhöhen.

11.3.5 Trinken aus einem Becher

Beim Trinken aus einem Becher können die Körperhaltung, der Mundschluss, die Zungenprotrusion und ein starker Beißreflex Probleme bereiten.

Therapiemöglichkeiten

- Die Ausgangshaltung ist bei einem hohen Tonus im Körper und im Mundbereich wichtig. Durch die Hypertonie dauert das Schlucken häufig länger, wodurch Probleme bei der Koordination mit der Atmung auftreten können. Die folgenden Schritte können unternommen werden, um das Trinken aus einem Becher zu lernen:

1. Das Eindicken von Flüssigkeit, um Verschlucken zu verhindern und das Dosieren zu vereinfachen.
2. Es kann Mundkontrolle gegeben werden, um der Zungenprotrusion entgegenzuwirken und um den Lippenschluss zu vereinfachen.
3. Wenn man einen Becher aus Kunststoff nutzt, der einen weiten Rand und eventuell eine Aussparung für die Nase hat, hat man eine bessere Sicht darauf, was in den Mund kommt und kann einer stärkeren Extension des Kopfes entgegenwirken.
4. Indem man den Schultern und dem Nacken viel Flexion bietet, kann man dem Beißen auf den Rand des Bechers (als Folge eines pathologischen Beißreflexes) entgegenwirken oder es verhindern.

- Periphere Lähmungen im Gesicht oder im Mundbereich verursachen beim Trinken aus einem Becher oft Probleme, weil das Kind die Lippen nicht schließen kann. Den Mund zu unterstützen kann beim Trinkenlernen aus einem Becher helfen. Auch kann es sinnvoll sein, diese Kinder mit einem Strohhalm trinken zu lassen, um die Aktivität der Lippen zu fördern.

11.3.6 Zusätzliche Probleme bei der Ernährung von Kindern mit Hirnschädigung

Bei Kindern mit einer Hypertonie als Folge einer Hirnschädigung kommen häufig Karies und Obstipation vor. Karies wird durch eine Kombination aus wenigem Kauen, dem Zurückbleiben von Nahrungsresten im Speichel, der nicht immer geschluckt wird, und Problemen beim Zähneputzen verursacht. Zusätzlich können Medikamente in Zusammenhang mit Epilepsie das Zahnfleisch irritieren. Bei der Begleitung und Behandlung von Fütterstörungen muss dies beachtet werden. Hierbei können die folgenden Punkte befolgt werden:

- Nach der Mahlzeit sollten ein oder zwei Schlucke Wasser gegeben werden, um Nahrungsreste wegzuspülen.
- Man sollte Medikamente oder Nahrung mit zugefügtem Zucker so wenig wie möglich geben (eventuell nach Absprache mit dem Kinderarzt).
- Mit der Versorgung der Zähne sollte so früh wie möglich begonnen werden:
    1. Das Massieren des Zahnfleisches mit einem weichen Tuch.
    2. Erste Zähne mit einer kleinen Bürste (oder einem Putzlernstift) mit Wasser bürsten.
    3. So schnell wie möglich zum Zähneputzen mit Zahnpasta übergehen.
    4. Die Zähne mit einer elektrischen Zahnbürste putzen.
- Bei Kindern mit Responsivitätsproblemen im Mundbereich kann das Zähneputzen viele Abwehrreaktionen hervorrufen. Dafür wurde folgende Methode entwickelt: Aus einer guten Ausgangshaltung heraus wird beim Zähneputzen eine feste Reihenfolge eingehalten (vom unsensibelsten Teil bis zum sensibelsten Teil des Mundes); erst die Zähne des Oberkiefers, dann die Zähne

des Unterkiefers, erst an der Außenseite, dann an der Innenseite, dann die Kauflächen. Es wird immer in der Mitte begonnen und nach hinten im Mund geputzt.

Wenig Bewegung und eine einseitige Ernährung mit wenig Fasern verursachen Verstopfung und Darmkrämpfe. Das hat häufig Folgen für die Menge der aufgenommenen Nahrung. Die Behandlung ist Aufgabe des Kinderarztes oder des Ernährungsberaters, aber die Probleme werden häufig von demjenigen bemerkt und erkannt, der sich mit der Begleitung der oralen Nahrung befasst. Ein paar einfache Ratschläge können oft schon manche Probleme lösen:

- Man sollte das Kind viel bewegen, wobei vor allem der Rumpf gedreht und auf eine aufrechte Haltung geachtet werden sollte.
- Nahrungsmittel, die eine stopfende Wirkung haben (wie weißes Mehl), sollten vermieden werden, und es sollten so oft wie möglich Nahrungsmittel mit einer laxierenden Wirkung (frisches Obst und Gemüse, Vollkornprodukte, Öle und Fette) gegeben werden.
- Fruchthäppchen aus aufgeweichten (oder gekochten) Pflaumen, Aprikosen oder Rosinen.
- Genügend Flüssigkeit, eventuell zusätzlich Wasser, Tee oder Apfelsaft geben.

In den letzten Jahren wird den Fütterstörungen bei hochgradig behinderten Kindern immer mehr Aufmerksamkeit geschenkt. Auch wird es als immer wichtiger angesehen, das körperliche Wohlbefinden der Kinder und die Möglichkeiten der Eltern, auf das körperliche Befinden ihrer Kinder einzugehen, in die Begleitung einzubeziehen. Es wird immer mehr daran gearbeitet, das gesamte Problem zu sehen und zu behandeln. Manchmal geschieht dies in Zusammenarbeit mit einem interdisziplinären Ernährungsteam, in dem verschiedene Disziplinen (Kinderarzt, Gastro-Enterologe, Ernährungsberater, Logopäde, Physiotherapeut, Psychologe oder Heilpädagoge) vertreten sind. Es gibt auch Zentren, in denen Eltern und Kind eine oder zwei Wochen lang beobachtet und in der Versorgung und Zusammenstellung der Nahrung für ihr Kind begleitet werden.

12 | Die Begleitung von Frühchen

12.1 Die Problematik des zu früh geborenen Kindes

Bis jetzt ist über Kinder gesprochen worden, die mit oder ohne Probleme zur richtigen Zeit geboren wurden. In diesem Kapitel wird die Ernährungsproblematik bei Frühchen getrennt besprochen, da sie sich in ein paar Punkten essenziell von der Problematik der anderen Kinder unterscheidet. In den letzten Jahren ist viel Literatur über Frühchen und die damit zusammenhängenden Probleme erschienen. Das wichtigste Kennzeichen von zu früh geborenen Kindern ist, dass sowohl die Mutter (und der Vater) als auch das Kind eigentlich noch nicht so weit waren. Besonders ein Baby, das viel zu früh geboren wurde, ist für das Leben außerhalb der Gebärmutter noch nicht bereit und muss mit verschiedenen Hilfsmitteln am Leben gehalten werden. Die Lunge, die Leber, die Nieren und die Speiseröhre sind noch nicht reif genug, um selbst funktionieren zu können. Zusätzlich besteht die Gefahr für Infektionen und Hirnblutungen.

Die Eltern hatten nicht genug Zeit, sich auf die Ankunft ihres Kindes vorzubereiten. Und dann haben sie auch noch ein Kind, das viele Probleme hat und welches sie verlieren könnten: im Brutkasten liegend, durch allerlei Apparate bewacht und durch eine Magensonde oder eine Infusion ernährt. Glücklicherweise wurde in den letzten Jahren dem Prozess, den die Eltern durchmachen, wenn ihr Kind zu früh geboren wurde, immer mehr Aufmerksamkeit geschenkt (Geluk & Boode, 2005). Allerlei Anpassungen der NICU`s (Neonatale Intensive Care Units) und Frühgeborenenabteilungen sind auf die Begleitung der Eltern bei der Gewöhnung an und den Umgang mit ihrem (kranken) Kind gerichtet. Sobald es möglich ist, dürfen Eltern ihr Kind anfassen, streicheln und tragen („känguruen"), um eine Verbindung entstehen zu lassen.

Im Allgemeinen gilt: Je kürzer die Schwangerschaft, desto größer die Problematik des Kindes, unter anderem verursacht durch die Unreife von mehreren Organsystemen (Speiseröhre, Lunge und Gehirn). Ein Kind, welches vor der 30-Wochen-Grenze geboren wird, wiegt meist weniger als 1500 Gramm und hat häufig in unterschiedlichen Bereichen mehr Probleme als ein Kind, das nach der 30-Wochen-Grenze (meist schwerer als 1500 Gramm) geboren wird.

Es ist bekannt, dass Frühchen oft um den Kopf und den Mundbereich herum viele negative (Schmerz)Erfahrungen durch die medizinische Versorgung und die Krankenpflege machen. Auch den Folgen hiervon wurde in den letzten Jahren immer mehr Beachtung geschenkt.

Für die Krankenpflege auf NICU`s wurden in den Niederlanden Protokolle geschrieben (Wielenge & Flierman, 1998), welche Behandlungen schmerzhaft sind und auf welche Weise diese am besten verhindert werden können. Das ist wichtig, gerade bei der Verhinderung von Abwehrreaktionen rund um die Ernährung.

Dem Kind werden auditive, visuelle, taktile und vestibuläre Stimuli geboten, die es noch nicht verarbeiten kann. Das hat Einfluss auf die Reaktionen und die Entwicklung des KIndes. Wenn taktile Stimuli nicht verarbeitet werden können, wird sich das Kind häufig mit dem Kopf nach hinten überstrecken. Visuelle Stimuli werden durch das Wegdrehen der Augen und das Einschlafen vermieden. Auditive Stimuli können eine erhöhte Atmung, Herz-Rhythmus-Störungen und eine Veränderung der Hautfarbe verursachen. Bei abnehmenden Stimuli wird sich das Kind meist wieder beruhigen, aber dafür hat es oft einige Zeit nötig. Auch zeigen manche Frühchen dabei selbstregulierendes Verhalten, und es ist wichtig, dieses als ein solches zu erkennen: Hand-Mund-Verhalten und Saugen, Flexion und Haltungsveränderung, Abwendung des Blicks oder das Schließen der Augen. Neben der (nötigen) medizinischen Versorgung ist es manchmal schwierig, auch andere Handlungen zu verrichten. Doch wir wissen vom Füttern, dass es eine erste Form der Kommunikation zwischen Eltern und Kind sein kann und dass gerade das Füttern den Eltern helfen kann, ihr Kind kennenzulernen. Die Möglichkeiten und Probleme dabei werden später besprochen.

12.2 Die Beobachtung und die Untersuchung des Trinkens

Ab einem Alter von 33 bis 34 Wochen post menstruationem kann mit der oralen Ernährung begonnen werden (Saug-Schluck-Reflex, Würg- und Hustreflex sind erst dann genügend entwickelt), aber dies ist natürlich stark abhängig von der Kondition, der Entwicklung und den früheren Problemen oder den organischen Abweichungen des Kindes. Viele Frühchen werden die orale Ernährung langsam beginnen, so dass sie ungefähr dann, wenn sie eigentlich geboren werden sollten, meistens schon angemessen trinken können. Wenn es erst einige Wochen später gelingt, mit der oralen Ernährung zu beginnen, wird der Prozess schwieriger verlaufen. In den letzten Jahren wird den Vorteilen des Stillens bei Frühchen immer mehr Beachtung geschenkt. Wenn in diesem Kapitel die Therapiemöglichkeiten beim Stillen von Frühchen besprochen werden, werden auch die Anpassungen angesprochen, die vorgenommen werden müssen. Meistens haben die Krankenschwestern auf einer NICU viel Erfahrung mit dem Initiieren der oralen Ernährung. Falls die Ernährung nicht gut gelingt, wird spezielle Hilfe (z. B. durch eine Logopädin oder einen Physiotherapeuten mit Erfahrungen auf diesem Gebiet) bei der Begleitung mit einbezogen. Dies ist von der Organisation des Krankenhauses abhängig. Wenn die orale Ernährung nicht oder nur sehr schwierig gelingt, müssen die folgenden Faktoren bei der Beobachtung und Untersuchung mit einbezogen werden:

- **Umgebungsfaktoren**
  Es wurde schon besprochen, dass frühgeborene Kinder mit der Verarbeitung von visuellen, auditiven und taktilen Stimuli Schwierigkeiten haben. Diese können das Kind überstimulieren und häufig sind die Kinder nicht in der Lage, die Reaktionen zu organisieren. Eine zu starke Reaktion oder das sogenannte ‚tuning-out' machen die Ernährung besonders schwierig. Auch haben unterschiedliche Versorger, die unterschiedlich mit dem Kind umgehen und mit dem Kind sprechen oder nicht, Einfluss auf die orale Ernährung.
- **Motorik und Körperhaltung**
  Frühgeborene Kinder haben häufig einen zu niedrigen Tonus und machen wenige spontane Bewegungen. Des Weiteren besteht häufig noch kein normales Flexionsmuster, wie wir das bei Kindern beobachten können, die zum richtigen Termin geboren werden, sondern die Kinder überstrecken sich meist, was Deflexion genannt wird.
- **Das Verhalten des Kindes**
  Kinder, die nicht in der Lage sind, Stimuli zu verarbeiten und auf sie zu reagieren, werden als Kinder mit einer Desorganisation bezeichnet. Sie zeigen bei den physiologischen Prozessen und in ihrem Verhalten Instabilität. Für die Ernährung muss das Kind allerlei Stimuli und Reaktionen gut miteinander koordinieren können: Hunger erfahren, mit dem Suchen/Saugen beginnen, visuelle und taktile (und auditive) Stimuli erfahren, den Sauger in den Mund bringen, saugen, schlucken und atmen. Unterschiedliche Reaktionen auf diese Stimuli müssen gut beobachtet werden, um bestimmen zu können, welche Stimuli schon angeboten werden können und welche (noch) nicht. Bei Kindern mit Lungen- oder Herzproblemen kann das Trinken eine Atemnot verursachen, wodurch das Kind nicht mehr trinkt, sich überstreckt oder sich verschluckt, was eine Aspiration zur Folge haben kann.
- **Geräusche, die das Kind macht**
  Weinen kann viele Informationen geben. Eine heisere Stimme kann häufig bei Kindern beobachtet werden, die intubiert waren, kann aber auch ein Signal dafür sein, dass ein Reflux besteht. Letzteres kommt manchmal bei Frühchen vor und hat viel Einfluss auf die Entwicklung der oralen Ernährung. Ein Stridor (Geräusch bei der Einatmung) ist ein Zeichen dafür, dass die Atmung noch Probleme bereitet. Das Gleiche gilt für schnarchende Geräusche, bei denen meistens Probleme in den oberen Luftwegen, der Nase und dem Pharynx bestehen.
- **Orale Struktur**
  Die Zunge, der Gaumen und der Unterkiefer sind beim Saugen wichtig. Ein zu kurzes Zungenbändchen bereitet im Allgemeinen keine Probleme beim Saugen, außer, es ist extrem kurz und begrenzt die Beweglichkeit der Zunge. Ein gotischer (hoher) Gaumen muss zu Beginn der Ernährung kein Problem sein.

Frühchen, die viel auf der Seite gelegen haben, haben manchmal einen bilateral leicht abgeflachten Kopf und einen verengten Gaumen (Morris & Burns, 1994). Ein zu kleiner Unterkiefer verursacht oft eine zu weit hinten liegende Zunge und bereitet beim Trinken Probleme (siehe auch Kapitel 11 über Kinder mit anatomischen Abweichungen im Gesicht und Mundbereich).

- **Anzeichen von Stress und selbstregulierendes Verhalten des Kindes**
  Während des Fütterns können Anzeichen von Stress und eventuelles selbstregulierendes Verhalten des Kindes Informationen über den Zustand des Kindes liefern. Diese Anzeichen lassen sich aufteilen in (Als, Butler, Kosta & McAnulty, 2005):
  - physiologische Anzeichen von Stress (Veränderung der Hautfarbe, schwitzen, niesen oder krampfen) und unterschiedliche physiologische Parameter, die durch die Überwachungsapparatur festgelegt werden (Herzschlag, Blutdruck und Sauerstoffsättigung);
  - gastrointestinale Anzeichen von Stress (Übergeben, Schluckauf, Darmgeräusche)
  - motorische Anzeichen von Stress (Tonusveränderungen, Verminderung der Bewegungsqualität, wie z. B. Tremor);
  - Anzeichen von Stress, die aus dem Verhalten hervorgehen (irritiert sein, Veränderung der Mimik, Veränderung des Gesichtsausdrucks).
- **Beobachtung des Saugens und Schluckens**
  Die Beobachtung der oralen Ernährung ist bei Frühchen oft schwierig, da sie häufig nur wenige Schlucke trinken und danach aufhören. Eine Videoaufnahme kann bei der Beobachtung helfen, besonders dann, wenn die Probleme sich nicht leicht erklären lassen. Wenn nicht gut beobachtet wird, besteht die Gefahr, dass man alles probiert, wodurch es für den Säugling (der oft allerlei Stimuli angeboten bekommt) immer schwieriger wird.
  Für eine gründliche Beobachtung kann die NOMAS (Neonatal Oral Motor Assessment Scale) genutzt werden (Palmer et al., 1993a). Die Bewegungen von Kiefer und Zunge werden sehr gründlich beobachtet, wobei zwischen normalen Bewegungen, Bewegungen die durch Desorganisation beeinflusst werden und dysfunktionellen Bewegungen unterschieden wird.

12.3 Probleme beim Trinken

Unterschiedliche Faktoren oder eine Kombination unterschiedlicher Faktoren können den Beginn der oralen Ernährung behindern. Diese können wie folgt umschrieben werden:

- Die Fütterstörungen bestehen häufig aufgrund einer Desorganisation: eine schlechte Koordination zwischen Saugen, Schlucken und Atmen. Das Kind kann nicht von einer nicht-nährenden Saugbewegung (z. B. am Finger oder

einem Schnuller saugen) zu einer nährenden Saugbewegung übergehen. Die nicht-nährende Saugbewegung besteht ab einem Alter von ungefähr 18 Wochen post conceptionem, aber die nährende Saugbewegung erst ab einem Alter von 34 Wochen (Arvedson et al., 1993). Das Kind hat häufig keine Probleme, an einem Schnuller zu saugen, aber wenn es dabei auch noch schlucken muss (sogar wenn der Schnuller nur in Milch getaucht wurde), gelingt es nicht mehr. Das kann sogar zu einer Bradykardie und einer Apnoe führen. Es hat damit zu tun, dass Frühchen erst in einem Alter von 37 Wochen post conceptionem eine gute Kombination von Saugen, Schlucken und Atmen haben (Mizuno & Ueda, 2003).
- Alle Handlungen bereiten dem Kind so viel Stress, dass es nicht in der Lage ist, auf Stimuli im Mundbereich gut zu reagieren.
- Das Kind braucht alle Energie, um zu überleben, und hat dadurch zu wenig Energie zum Saugen.
- Der Saugreflex ist (noch) zu schwach, weshalb mit dem Saugen nicht begonnen werden kann. Manchmal ist auch zu sehen, dass der Rooting-Reflex, der den Saugreflex initiieren kann, schon verschwunden ist, da durch Pflaster auf der Wange z. B. für die Magensonde andauernd Stimuli gegeben werden.
- Durch neurologische Probleme kann eine Dysfunktion der Bewegungen im Mundbereich bestehen. Der Kiefer öffnet sich zu weit oder zu wenig, es besteht eine Asymmetrie oder Bewegungen werden nicht wahrgenommen. Oft steht die Hypotonie dabei im Vordergrund.
- Es gibt Probleme, die durch andere körperliche Krankheiten verursacht werden: z. B. eine bronchopulmonale Dysplasie (BPD, die Beschädigung des noch ungenügend gereiften Lungengewebes durch die Beatmung), wobei eine Atemnot auftritt; Nierenschäden, aufgrund derer eine Diät eingehalten und bei denen eine bestimmte Menge Flüssigkeit gegeben werden muss; ein Herzfehler, durch den die Kondition schwach ist und die Atmung Probleme bereitet.

Eine gründliche Beobachtung und Beschreibung machen es möglich, mit allen Beteiligten einen guten Plan für den Start der oralen Ernährung zu entwickeln. Hierbei kann es auch vorkommen, dass man beschließt, mit dem Anbieten von oraler Nahrung noch zu warten, um nicht zu viele Stressmomente zu verursachen.

12.4 Therapiemöglichkeiten

Zuerst muss darauf geachtet werden, dass *so wenig Stimuli wie möglich* in und um den Mund herum angeboten werden. Es ist sinnvoll, darauf zu achten, welche Stimuli vermieden werden können. Nicht mit dem Kind zu reden verringert den auditiven Stimulus. Das Licht zu dämpfen oder eine Hand über den Kopf zu halten vermindert den visuellen Stimulus. Die Körperhaltung so wenig wie möglich zu verändern bedeutet, dass das Kind sich nicht immer wieder anpassen muss. Falls eine Veränderung der Körperhaltung nötig ist oder das Kind auf Stimuli reagieren muss, muss es die Gelegenheit und die Zeit erhalten, darauf zu reagieren und sich zu erholen. Das Tempo ist dabei sehr wichtig. Eine Veränderung sollte wie in Zeitlupe geschehen.

Die Körperhaltung während des Trinkens ist abhängig von der Problematik und der Ernährungsform. Im Allgemeinen ist es wichtig, den Kopf und den Rumpf gut zu unterstützen. Gutes Saugen und Schlucken erfordern eine leichte Flexion des Kopfes. Es muss verhindert werden, dass das Kind sich zu weit überstrecken kann. Bei Kindern mit Atmungsproblemen ist es aber wichtig, dass im Brust- und Halsbereich so viel Raum wie möglich bleibt. Kinder mit diesen Problemen suchen sich selbst oft diesen Raum. Gut zu beobachten, zu warten und zu fühlen, was das Kind macht, hilft, die richtige Körperhaltung zu finden. Wenn das Kind Extension des Rumpfes braucht, ist eine Haltung, bei der das Kind auf den Oberschenkeln des Versorgers liegt, anzuraten. Der Kopf liegt auf den Knien. Die Arme liegen frei an den Seiten, es entsteht Raum im Brustkorb. Bei zu vielen visuellen Stimuli kann eine Hand über den Kopf gehalten werden, oder es ist eine Hand frei, um den Mund zu unterstützen. Wenn die Füße des Versorgers etwas höher gesetzt werden, kann das Kind etwas höher liegen, wodurch ein Reflux vermindert werden kann.

Auch das Füttern in Seitenlage ist eine Möglichkeit, da diese Körperhaltung zu einer besseren Stabilisierung und einer tieferen Atmung beitragen kann.

Zu Beginn der oralen Ernährung bei Frühchen sind also folgende Ratschläge zu geben:

- Zu Beginn kann es nötig sein, die Nahrung nur einmal täglich anzubieten, um das Kind nicht überzustimulieren und zu müde zu machen.
- So weit wie möglich versuchen, andere Stimuli zu vermeiden (Licht dämpfen, so wenig Geräusche wie möglich, keine anderen Menschen vorbeilaufen lassen, für eine komfortable Körperhaltung des Versorgers sorgen, so dass dieser sich nicht umsetzen muss).
- Stimulierungs- oder Beruhigungstechniken, wie kräftige Massagen, das rhythmische Bewegen des Kindes oder leises Sprechen können genutzt werden, um das Kind zu beruhigen, können aber bei überstimulierbaren Kindern auch den entgegengesetzten Effekt haben. Gutes Fühlen und Beobachten der Reaktionen des Kindes können bei der Wahl der richtigen Mittel helfen.
- Bei einem Anzeichen von Stress muss mit dem Füttern aufgehört werden.
- Versuche dürfen (vor allem zu Beginn) nicht länger als 5 Minuten dauern. Danach muss das Kind genügend Zeit haben, sich zu erholen (z. B. eine halbe Stunde lang keine anderen Untersuchungen oder Behandlungen mehr).

- Es ist wichtig, dass das Kind einen eigenen Schlaf-Wachrhythmus entwickelt. Die Nahrung sollte am besten nur dann gegeben werden, wenn das Kind wach ist.

Bei Frühchen bestehen drei verschiedene Möglichkeiten für die Anreichung von oraler Nahrung: Cupfeeding, Stillen (eventuell durch das Fingerfeeding vorbereitet) und das Trinken aus der Flasche.

12.4.1 Cupfeeding

Cupfeeding wurde vor ein paar Jahren in den westlichen Ländern für Kinder, die nicht saugen, aber doch orale Nahrung zu sich nehmen können, eingeführt (Lang, 1994). In Ländern der Dritten Welt wird diese Methode schon sehr lange genutzt, um Säuglingen (abgepumpte) Muttermilch zu reichen, wenn sie nicht kräftig genug zum Saugen sind. Für Frühchen enthält die Muttermilch ein paar besonders geeignete Bestandteile. Die Eiweiße sind leicht verdaulich und werden durch den noch unausgereiften Magen-Darm-Trakt besser aufgenommen. Zusätzlich enthält die Milch allerlei Bestandteile, die das Immunsystem unterstützen und das Kind gegen Infektionen schützen. Es ist bekannt, dass die Milch einer Mutter von einem Frühchen (präterme Milch) mehr Nahrungsstoffe und Stoffe gegen Infektionen beinhaltet als die Milch einer Mutter mit einer termingerechten Geburt. Cupfeeding kann ab der 30. Woche p.c. bis ungefähr zum normalen Geburtsalter oder ein paar Tage danach angeboten werden. Man geht dabei wie folgt vor: Das Baby wird gut gestützt auf den Schoß genommen, am besten fest in ein Tuch gewickelt, so aufrecht wie möglich. Ein kleiner, mit Muttermilch gefüllter Becher wird gegen die Unterlippe des Kindes gehalten. Meistens ist direkt danach Zungenaktivität zu sehen, bei der das Kind die Milch aus dem Becher leckt. Falls noch keine Aktion der Zunge wahrgenommen wird, kann man den Becher schräg halten, bis die Milch gegen die Oberlippe kommt. Oft wird dieser Stimulus das Lecken auslösen. Auf diese Art werden kleine Mengen eingenommen und können geschluckt werden. Die Vorteile dieser Methode sind:

- Die Kinder können selbst das Tempo des Schluckens und erneuten Leckens bestimmen.
- Kinder mit Atemnot haben nicht ständig einen Sauger oder eine Brustwarze im Mund, die die Atmung schwieriger machen.
- Die Verdauung der Nahrung und die Peristaltik der Speiseröhre und des Magens begin-

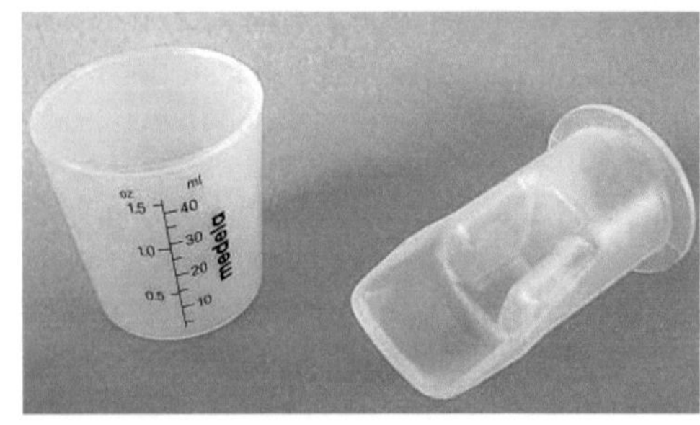

Becher und SoftCup für das Cupfeeding

nen im Mund, wodurch die Kinder die Nahrung besser verdauen und weniger spucken.
- Geschmack und Geruch der Nahrung werden angeboten, wodurch ein Hungergefühl und ein Sättigungsgefühl an die Ernährung gekoppelt werden.
- Für Mütter, die gerne stillen möchten, wird dies als eine Möglichkeit gesehen, die Ernährung mit der Flasche und die damit verbundene sogenannte Sauger-Brustwarzen-Verwirrung zu verhindern.

Neben der Nutzung eines kleinen Bechers kann auch überlegt werden, den SoftCup zu nutzen. Diese Flasche arbeitet nach demselben Prinzip wie der SpecialNeeds Sauger (siehe Kapitel 7), aber der Sauger hat die Form eines kleinen Napfes, in den Milch läuft, wenn man sanft hineindrückt. Der SoftCup wird auf die gleiche Weise genutzt wie ein Becher beim Cupfeeding.

Die Gefahr beim Cupfeeding ist, dass man Milch in den Mund gießt, das Kind diese nicht verarbeiten kann, eine Atemnot bekommt und sich verschluckt. Eine gute Instruktion ist deshalb wichtig. Die Erfahrung zeigt, dass sowohl die Eltern als auch das Kind das Cupfeeding schnell lernen und dass es den Kindern, wenn sie besser saugen können, den Schritt zum Stillen einfacher machen kann.

12.4.2 Das Stillen

Falls eine Mutter ihr frühgeborenes Kind gerne stillen möchte, wird sie Milch erst abpumpen müssen, solange das Kind noch nicht selbst trinken kann. Das Füttern der Muttermilch mit dem Fingerfeeder (siehe Kapitel 7) kann ein guter Übergang zum Stillen sein.

In der Vergangenheit bestand die Auffassung, dass das Stillen für Frühchen zu schwierig ist und zu viel Energie kostet. In den letzten Jahren erhält das Stillen immer mehr Aufmerksamkeit (Hellinga-van der Wees, 1998). Es scheint, dass bereits in einem Alter von 34 Wochen p. c. gestillt werden kann, da dabei Saugen, Schlucken und Atmen weniger koordiniert werden müssen als beim Trinken aus der Flasche. Manchmal muss jedoch die Körperhaltung oder die Art des Fütterns angepasst werden. Die wichtigsten Punkte hierbei sind:

- Das Stillen muss sorgfältig vorbereitet werden, und das kann einige Tage dauern: Das Kind muss sich an den Hautkontakt gewöhnen, die Lippen werden gegen die Brustwarze gehalten und es wird gewartet, bis das Kind die Brustwarze packt oder daran leckt. Bei jedem Füttern wird ein Schritt weiter gegangen, bis das Kind die Brustwarze in den Mund nimmt und daran saugt.
- Falls das Kind mit dem Packen der Brustwarze Schwierigkeiten hat, kann gleichzeitig mit den Wangen und dem Kiefer des Kindes die Brust gestützt werden. Hierbei wird die Hand in U-Form unter die Brust gelegt und mit Daumen und Zeigefinger werden Kiefer und Wangen gestützt. Es geht um Un-

terstützung und Steuerung, die Brustwarze soll nicht in den Mund gedrückt werden (Faltblatt La Leche Liga).

- Falls die Milch zu schnell aus der Brust fließt und das Kind diese nicht verarbeiten kann, kann es sinnvoll sein, erst etwas Milch abzupumpen. Sonst besteht die Gefahr, dass das Kind sich verschluckt. Die abgepumpte Milch kann eventuell später mithilfe von Cupfeeding, über den Fingerfeeder oder mithilfe einer Sonde gegeben werden.
- Um zu wissen, ob das Kind genügend trinkt, wird oft geraten, das Kind vor und nach dem Füttern zu wiegen. Bei überstimulierbaren Kindern oder Kindern mit wenig Energie sollte man das besser lassen.

Die übliche Haltung, bei der das Kind gestützt auf dem Arm der Mutter liegt, löst bei Frühchen viel Flexion aus, wodurch es schwieriger wird zu trinken. Es ist besser, den Säugling aufrechter zu halten (Übergangshaltung, Abbildung 6). Auf diese Art kann man den Kopf auch einfacher in Richtung der Brustwarze steuern. Die Stimulation der Lippen mit der Brustwarze wird die Mundöffnung und das Saugen auslösen.

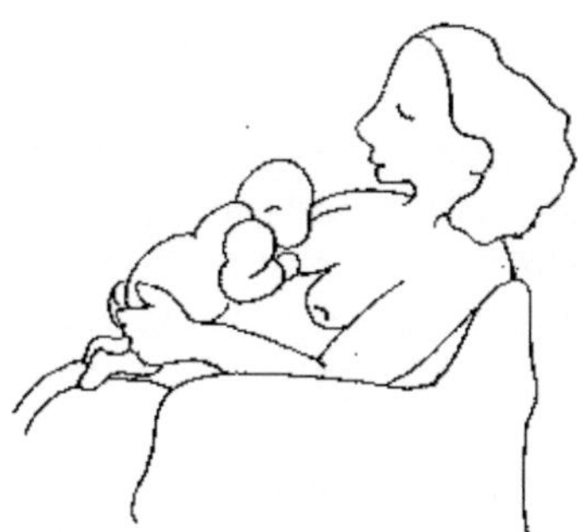

Abbildung 6: Übergangshaltung, wobei die eine Hand der Mutter den unteren Rücken unterstützt und die andere Hand eventuell den Kopf

Im Allgemeinen sind Kinderkrankenschwestern von Frühgeborenenabteilungen gut über die Möglichkeiten des Stillens bei Frühchen informiert. Zusätzlich haben Still- und Laktationsberater viele Kenntnisse und Erfahrungen auf diesem Gebiet. Falls nötig, können diese hinzugezogen werden.

12.4.3 Das Trinken aus der Flasche

Falls das Kind bereit ist, selbst zu trinken, aber Stillen nicht (mehr) möglich ist, muss es mit der Flasche ernährt werden. Viele Ratschläge, die man bei Problemen mit der Flaschenernährung geben kann, wurden schon in Kapitel 7 besprochen. Für Frühchen gilt zusätzlich Folgendes:

- Bei extremer Kieferöffnung kann leichter Druck unter den Unterkiefer gegeben werden, was gute Bewegungen der Zunge auslöst und vertikale Bewegungen des Kiefers hemmt.
- Techniken, um das Saugtempo und den Rhythmus zu beeinflussen:
  - Der Sauger kann nach zwei bis fünf Saugbewegungen aus dem Mund geholt werden (Palmer et al., 1993b), wodurch das Kind schlucken und

atmen kann. Wenn dies zu viele Stimuli bietet, sollte der Sauger besser vorne im Mund bleiben und nach der Pause wieder in den Mund geschoben werden.
- Der Sauger kann nach unten gedrückt werden oder an der Seite im Mund gehalten werden, um Raum zum Atmen zu geben. Dies kann jedoch das Mitschlucken von Luft fördern.
- Frühchen schlucken häufig infolge einer schlechten Koordination oder eines weit geöffneten Munds mehr Luft. Der Gebrauch des SpecialNeeds Saugers kann Probleme verringern, kann diese aber nicht immer verhindern. Darum müssen diese Kinder häufig zwei oder drei Mal ein Bäuerchen machen. Die Reaktionen des Kindes müssen weiterhin beobachtet werden. Es ist besser, das Kind nicht wie gewöhnlich über der Schulter zu halten, sondern Kopf, Rumpf und Brust zu unterstützen und auch weiterhin das Gesicht des Kindes zu beobachten.
- Ein kleiner (Frühchen)Sauger ist meistens am besten geeignet. Das Vergrößern des Loches hat häufig eher eine negative Wirkung, da dann mehr Nahrung auf einmal aus dem Sauger kommt, als das Kind verarbeiten kann. Das Kind wird versuchen, die Nahrung mit der Zunge zurückzudrücken oder wird sich verschlucken.

Zu früh geborene Kinder, vor allem mit BPD, haben häufig lange Zeit Probleme mit dem Essen und Trinken. Eine sorgfältige Begleitung, auch nach der Entlassung aus dem Krankenhaus, kann viele Probleme verhindern. Genauso wie bei anderen Kindern mit Fütterstörungen muss sich die Begleitung der oralen Ernährung auch auf die anderen Elemente, die beim Füttern eine Rolle spielen, richten: die Kommunikation, das Kennenlernen des Kindes und man muss lernen zuzuhören, zu beobachten und zu fühlen, was das Kind angibt.

12.5 Die Zusammenarbeit mit Krankenschwestern und Eltern

Im Allgemeinen ist die Rolle des Logopäden oder Physiotherapeuten mit Erfahrungen auf diesem Gebiet auf einer Frühchenstation begrenzt. Die, die mehrere Male täglich das Kind versorgen (Krankenschwestern und Eltern), sind die Personen, die das Kind auch füttern. Sowohl für Eltern als auch für Krankenschwestern ist in den letzten Jahren zu diesem Thema Literatur erschienen.
Es kann jedoch sinnvoll sein, gründlich zu beobachten und zu untersuchen, um gezielte Ratschläge geben und gerichtet begleiten zu können. Kenntnisse im Bereich der mundmotorischen Entwicklung und sensorischen Integration sind dabei sehr wichtig.

13 | Die Begleitung der Kinder, die über einen langen Zeitraum Sondennahrung erhalten

13.1 Die unterschiedlichen Sonden

Die Ernährung über die Sonde kann eine (Übergangs-)Lösung sein, wenn ein Kind nicht selbstständig essen kann. Dann bestehen verschiedene Möglichkeiten:

- Bei einer Magensonde wird ein dünner Schlauch über die Nase und den Hals in den Magen gebracht. Diese wird meist zuerst genutzt. Der Schlauch wird mit Pflastern an der Wange fixiert, was zu Irritationen führen kann. Falls es keine medizinischen Gründe gibt, im Krankenhaus zu bleiben, wird den Eltern beigebracht, die Nahrung über die Sonde zu geben und diese, falls nötig, zu wechseln. Wenn die Sonde über einen langen Zeitraum liegt, können Irritationen der Speiseröhre und der Nase auftreten. Auch können sich durch Obstruktion und einen ösophargealen Reflux manchmal Probleme mit der Nasenatmung ergeben. Dies alles kann negative Stimuli im Nasen-Mundbereich verursachen, wodurch die orale Ernährung noch mehr Probleme bereitet.
- Bei Problemen mit der Magensonde kann der Einsatz einer Gastrostomie- oder PEG-Sonde (Perkutane Endoskopische Gastrostomie) erwogen werden. Hierbei wird operativ ein Schlauch durch die Haut des Bauches in den Magen gelegt. Die Nahrung kann über den äußeren Anschluss gegeben werden. Auch diese Sonde hat einige Nachteile, wie z. B. Irritationen im Bauchbereich, die Entstehung von Narben, mögliche Infektionen und manchmal Erbrechen (Hulsbergen et al., 2000). In der Praxis wird eine PEG gelegt, wenn eine der folgenden Bedingungen auftritt:
  - eine hochgradige Irritation im Mund-Halsbereich durch die Magensonde;
  - die Ernährung über die Sonde ist länger als ein halbes Jahr nötig;
  - wenn die Magensonde mehrmals pro Woche eingeführt werden muss, da sie durch das Kind herausgezogen wird oder durch häufiges Übergeben herausgeht.
- Bei hochgradigen Refluxproblemen wird eine Duodenalsonde gelegt (Spieker, 1999). Der Schlauch wird bis in den Duodenum (Zwölffingerdarm) geschoben.
- Ein Jejunalkatheter wird direkt über die Bauchwand in den Dünndarm geführt. Er wird genutzt, wenn (anatomische) Probleme mit dem Magen oder Probleme bei der Entleerung des Magens bestehen.

Zu Beginn wird meist die normale (Flaschen)Nahrung über die Sonde gegeben. Ab einem Alter von ungefähr einem Jahr erhalten die Kinder spezielle Sondennahrung, in der alle benötigten Nahrungsstoffe enthalten sind.

Mithilfe der Sonde kann die Nahrung in Portionen (durch Einspritzen) oder kontinuierlich (mithilfe einer Pumpe) gegeben werden.
Abhängig von der Problematik des Kindes sind sowohl Vor- als auch Nachteile mit der Sonde verbunden. Wenn eine lebensbedrohliche Situation besteht, ist meist eindeutig, dass über die Sonde ernährt werden muss. Falls das Kind jedoch in den Monaten danach viele Schwierigkeiten hat, sich wieder auf die orale Ernährung umzustellen, fragen sich die Eltern, ob sie die richtige Entscheidung getroffen haben. Ausführliche Informationen während des gesamten Prozesses, den Eltern durchmachen, sind sehr wichtig, wenn der Schritt zur oralen Ernährung Probleme bereitet.

13.2 Vor- und Nachteile der Ernährung über die Sonde

In Relation zum Essen, Trinken und zur Entwicklung des Kindes können die Vor- und Nachteile wie folgt umschrieben werden:

Vorteile

- In einer lebensbedrohlichen Situation ist die Ernährung über die Sonde oft die einzige Möglichkeit, um dem Kind genügend Nahrung geben zu können. Wenn das Kind aus welchen Gründen auch immer die Nahrung nicht selbst zu sich nehmen kann, kann es über die Sonde ernährt werden und dadurch wieder gesund oder stärker werden, so dass es wieder selbst trinken kann.
- In Situationen, in denen das Trinken schmerzhaft ist, eine Atemnot verursacht oder unangenehm ist, kann es wünschenswert sein, den Kindern diese Erfahrungen zu ersparen und übergangsweise eine andere Form der Ernährung zu wählen. Wenn ein Kind diese negativen Erfahrungen beim Essen nicht machen muss, kann verhindert werden, dass negative Gefühle rund um die Ernährung aufgebaut werden.
- Wenn das Kind (noch) nicht genügend Möglichkeiten oder Kondition hat, um die gesamte Nahrung selbst zu trinken, kann damit begonnen werden, das Kind jedes Mal einen Teil selbst trinken zu lassen. Danach kann der Teil, der übrig bleibt, durch die Sonde gegeben werden. Der Vorteil ist, dass das Kind dann noch Energie übrig hat, um andere Aktivitäten zu entwickeln.
- Die Beziehung zwischen Eltern und Kind kann durch eine sehr problematische Ernährungssituation ernsthaft gestört werden. Auch hierbei kann es nach Rücksprache mit anderen Disziplinen sinnvoll sein, vorübergehend die Ernährung über die Sonde zu wählen. Auf diese Weise kann Ruhe im Zusammenhang mit der Ernährung hergestellt werden.
- Wenn die orale Ernährung gefährlich ist, da z. B. die Möglichkeit einer Aspiration besteht, ist Sondennahrung häufig die einzige Lösung und kann viele Probleme verhindern.

Nachteile

- Das Kind muss mithilfe der Reflexe des Mundbereiches das Trinken üben. Wenn die Ernährung über die Sonde länger als ein paar Wochen andauert, können dem Kind Erfahrungen entgehen, die für die Entwicklung der Sensibilität und Motorik des Mundbereiches essenziell sind.
- Das Schlucken fördert die Peristaltik der Speiseröhre und dadurch die Entleerung des Magens. Bei der Ernährung über die Sonde muss das Kind nicht schlucken. Hierdurch wird die Entleerung des Magens weniger aktiviert und das Kind spuckt häufiger.
- Bei kontinuierlicher Ernährung gibt es den Rhythmus Essen – Absorbieren – Energie aufnehmen – Energie benutzen – Ausruhen nicht. Außerdem kann flüssige Nahrung Verdauungsprobleme bereiten, wenn sie über einen langen Zeitraum gegeben wird. Das verhindert die Entwicklung von Magen und Darm. Dadurch, dass die Masse im Magen-Darmtrakt fehlt, entsteht keine normale Füll- und Leerbewegung. Eine kontinuierliche Stimulation der Muskeln ist nötig und es kann Durchfall oder eine chronische Verstopfung entstehen.
- Kinder, die über einen langen Zeitraum Sondennahrung erhalten haben, entwickeln kein oder fast kein Hungergefühl. Das kann beim Übergang zur oralen Ernährung Probleme bereiten und ist für Eltern häufig ein schwer zu verstehendes Phänomen.
- Der körperliche Kontakt zwischen Eltern und Kind verläuft auf eine andere Art als bei Kindern, die die gesamte Nahrung oral erhalten. Die Möglichkeit, festgehalten zu werden, Wärme zu erfahren, Körpergeruch aufzunehmen und Augenkontakt aufzubauen wird begrenzt, da dies häufig während der Ernährung nicht geschehen kann. Die sensomotorische Entwicklung verläuft bei diesen Kindern anders, wodurch im Laufe der ersten Lebensjahre Probleme in der Sensibilität (Responsivität) des gesamten Körpers entstehen können, die sich in einer Abwehr äußern können. Diese Kinder finden es nicht angenehm, berührt zu werden.

13.3 Sondenernährung über einen langen Zeitraum

Sondennahrung über einen kürzeren oder längeren Zeitraum zu erhalten, kann verschiedene Probleme verursachen. Es ist schwer vorherzusagen, was die Folgen sein können. Die nur mühsame Entwicklung der oralen Ernährung ist abhängig von verschiedenen Komponenten. Um eine gute Vorgehensweise für den Aufbau der oralen Ernährung zu finden, ist es wichtig, die folgenden Aspekte zu beachten:

- **Der Zeitraum, in dem die Sondennahrung gegeben wurde**
  Wenn direkt nach der Geburt mit der Ernährung über die Sonde begonnen werden musste, bekommt das Kind wenige Möglichkeiten, die vorhandenen

Reflexe zu nutzen und mit ihnen zu üben. Wenn die Sondennahrung nur über ein paar Tage gegeben werden muss, hat das auf die weitere Entwicklung der Mundmotorik meist nur wenig Einfluss. Je länger die Sondennahrung gegeben werden muss, desto größer ist die Wahrscheinlichkeit, dass beim Aufbau der oralen Ernährung Probleme entstehen. Wenn zum berechneten Geburtstermin geborene Kinder länger als drei Monate über die Sonde ernährt werden, hat dies häufig große Folgen für den Ernährungsprozess. Das Kind erhält in der Zeit, in der die Reflexe sich zur bewussten, willkürlichen Motorik entwickeln, keine oder nur wenig Gelegenheit zum Üben. Dies beeinflusst die Entwicklung der Motorik und der Responsivität im Mundbereich. Wenn diese Kinder über einen langen Zeitraum Sondennahrung erhalten, entwickeln sie im Laufe der ersten zwei Lebensjahre während der Ernährung oft Verhaltensauffälligkeiten.

Wenn mit der Sondennahrung begonnen wird, wenn das Kind schon ein paar Wochen alt ist, hat das häufig weniger Einfluss auf den Beginn mit der oralen Ernährung. Natürlich ist auch hier die Länge des Zeitraumes, in der das Kind Sondennahrung erhalten hat, bestimmend dafür, ob das Kind Probleme mit der oralen Ernährung erfahren wird oder nicht.

Falls Sondennahrung gegeben werden muss (z. B. während einer Chemotherapie bei Krebs), wenn das Kind ungefähr ein Jahr alt ist und Essen und Trinken schon gelernt hat, bereitet der Neustart mit der oralen Ernährung meist wenig Probleme. Selten entstehen Verhaltensauffälligkeiten oder Angst vor dem Verschlucken oder Ersticken. Die Begleitung dieser Kinder ist dann meist keine Aufgabe der Logopädie, außer es sind deutliche oral-motorische Probleme oder Responsivitätsprobleme vorhanden.

- **Die Möglichkeit, gleichzeitig mit der Sondennahrung kleine Mengen oraler Nahrung zu geben**
  Falls die Möglichkeit besteht, dem Kind neben der Sondennahrung auch orale Nahrung anzubieten, kann es Motorik und Sensibilität üben und entwickeln. Hierbei muss man jedoch sehr sorgfältig vorgehen, um keinen Stress, keine Atemnot oder andere, unangenehme Erfahrungen herbeizuführen. Gerade in Kombination mit der Sondennahrung müssen die Momente, in denen orale Nahrung angeboten wird, sicher und gemütlich sein. Bei hochgradig kranken Kindern wird es schwierig sein, orale Nahrung anzubieten. Falls hierbei unangenehme Erfahrungen wie z. B. Übelkeit, (Bauch)Schmerzen oder Atemnot gemacht werden, dann wird dies den Aufbau der oralen Ernährung behindern.
- **Die motorischen Fähigkeiten des Kindes**
  Wie auch schon in Kapitel 3 besprochen, sind die motorische Entwicklung und die motorischen Fähigkeiten für die Entwicklung des Essens und Trinkens mitbestimmend. Wenn eine Verzögerung in der Entwicklung oder Tonuspro-

bleme bestehen, wird der Aufbau der oralen Ernährung zusätzliche Probleme bereiten.

Kasus
Joris ist ein Junge mit einer hochgradigen spastischen Tetraplegie, verursacht durch eine Sauerstoffarmut kurz nach der Geburt. Die Ernährung hat von Anfang an Probleme bereitet und Joris wurde zusätzlich über die Magensonde ernährt. Ab dem Alter von 3 Monaten nahmen die Nahrungsreflexe ab, aber es hatte sich keine willkürliche Motorik entwickelt. Es wurde schwieriger, ihn mit der Flasche zu ernähren. Joris war dadurch auf vollständige Sondennahrung angewiesen. In den Monaten danach hatte er verschiedene, schwere epileptische Anfälle, nach denen er einige Wochen in einem schlechten Zustand war. Dann war es kaum möglich, ihm orale Nahrung zu geben. Wenn es ihm besser ging, aß er einige Bissen Brei oder Obst von einem Löffel. Im Alter von 10 Monaten bestand ein erhöhter Tonus im gesamten Körper, der sich in häufigem Überstrecken äußerte. Zusätzlich hatte er einen erhöhten Würgreflex und einen pathologischen Beißreflex. Der Aufbau der oralen Ernährung bereitete also viele Probleme, die sowohl durch die fehlende Erfahrung als auch durch Körperhaltungs-, Motorik- und Responsivitätsprobleme im Mundbereich verursacht wurden.

- **Der frühzeitige Beginn der Begleitung**
  Wenn ein Säugling mithilfe einer Sonde ernährt wird, verursacht das bei Eltern oft ängstliche oder unsichere Gefühle. Das gefühlte Unvermögen der Eltern, nicht selbst für das Kind sorgen zu können, kann viele Spannungen bereiten. Eltern reagieren darauf auf ihre eigene Art. Therapeuten müssen die Eltern in dieser Zeit unterstützen und begleiten, um das Forcieren des Essens und Trinkens zu verhindern. Eine ausführliche Aufklärung über die Wichtigkeit der Sondennahrung und Ratschläge darüber, wie das Kind im und um den Mund herum stimuliert werden kann, können viel von der Spannung und der Unsicherheit nehmen.

13.4 Die Begleitung beim Übergang von der Sondennahrung zur oralen Ernährung

Im Laufe der Jahre wurde immer mehr darüber bekannt, wie Kinder, die über einen langen Zeitraum Sondennahrung erhalten, begleitet werden können. Der frühzeitige Beginn der Begleitung ist dabei wichtig. Direkt zu Beginn der Ernährung über die Sonde kann man die Eltern darüber aufklären, wie man die Mundmotorik und die Sensibilität stimulieren kann, wie Forcieren verhindert werden kann und wie man die Fähigkeiten des Kindes respektieren kann. Falls die Kondition des Kindes es zulässt, kann mit der Begleitung begonnen werden. Die Begleitung in den ersten zwei Lebensjahren kann durch den Logopäden geschehen, da der Schwerpunkt dabei auf der Mundmotorik und der Sensibilität im Mundbereich liegt. Es kann sinnvoll sein, mit einem Ernährungsberater und/oder einem Verhaltenstherapeuten Rücksprache zu halten. Falls keine Begleitung stattgefunden hat oder mit dieser nicht früher begonnen werden konnte, wird die Begleitung bei älteren Kindern häufig durch einen Verhaltenstherapeuten geschehen, da das Verhalten dem Essen häufig am meisten im Wege steht. Siehe hierzu auch Kapitel 14.

Bevor mit der oralen Ernährung begonnen werden kann, müssen ein paar Punkte beachtet werden. Diese können als Kriterien gelten, um mit der oralen Ernährung beginnen zu können (Schauster et al., 1996):

1 Das medizinische Problem muss gelöst oder stabilisiert sein. Falls die medizinische Problematik die Funktionen des Kindes noch immer stark bestimmt, ist es nicht sinnvoll, mit dem Aufbau der oralen Ernährung zu beginnen. Jedoch kann mit der oralen Stimulation begonnen werden, um die Responsivität so weit wie möglich zu normalisieren.
2 Das Kind muss sich in einem guten Ernährungszustand befinden. Dies ist für das Wohlbefinden des Kindes essenziell. Dem Kind muss es möglich sein, eine kurze Phase des Gewichtsverlusts aufzufangen.
3 Für eine gute und sichere Schluckaktion müssen gute oral-motorische Fähigkeiten bestehen (falls nötig, muss dies mit einer Videofluoroskopie bewiesen werden).
4 Die Eltern (oder andere Versorger) müssen eine positive Einstellung zur oralen Ernährung haben, da diese im Prozess der Sondenentwöhnung und der Gewöhnung an die orale Ernährung unentbehrlich ist.

Falls das Kind diese Kriterien erfüllt, kann ein Plan aufgestellt werden, mit dem schrittweise an der oralen Ernährung gearbeitet werden kann. Heidi Schauster (1996) zeigt ein paar wesentliche Schritte in diesem gesamten Prozess. In Tabelle 2 (Seite 130) sind diese Schritte aufgenommen (bearbeitet durch L. van den Engel). Dieses Schema kann für die Begleitung von Eltern und Kind beim Übergang von Sondennahrung zur oralen Ernährung genutzt werden. Es kann von Eltern und Logopäden ausgefüllt werden.

Die Schritte 1 und 2 gehen in manchen Punkten ineinander über und können oft zur gleichen Zeit begonnen werden. Das Anbieten von Geschmack kann dabei an die Beobachtung des Schluckens gekoppelt werden.

Schritt 1 Normalisieren der oralen Stimulierbarkeit
Als Folge von medizinischen Eingriffen und einem Mangel an Erfahrung zeigen diese Kinder oft Abwehrreaktionen wie das Ziehen von Grimassen, sie weigern

Tabelle 2: Plan zum Übergang von der Sondennahrung zur oralen Nahrung

	Plan (vom Logopäden auszufüllen)	**Konkrete Schritte und die Reaktionen des Kindes** (von den Eltern auszufüllen)
Schritt 1 Normalisieren der oralen Stimulation	Berühren: (die Wahl der Methode oder die Art der Berührung)	Wie: (auf welche Art werden sensorische Stimuli angeboten) Reaktionen des Kindes:
	Geschmack: (der Aufbau von wenig Geschmack zu viel Geschmack, die Variation der Temperatur)	Welche Geschmacksrichtungen: (Notieren des Geschmacksaufbaus) Reaktionen des Kindes:
	Konsistenz: (von flüssig zu fest)	Was: (Umschreibung der Konsistenz) Reaktionen des Kindes:
Schritt 2 Normalisieren des mundmotorischen Verhaltens zugunsten des Fütterns	Schlucken: (die Beobachtung von verschiedenen Schluckaktionen)	Was: (was schluckt das Kind: Speichel, Nahrung) Reaktionen des Kindes:
	Saugen: (die Beobachtung von verschiedenen Saugmomenten)	Woran: (Schnuller, Finger, Sauger o. A.) Reaktionen des Kindes:
	Kauen: (die Beobachtung von Kauaktivitäten)	Worauf/Womit: (Nahrung, (Spiel)Material oder Zahnbürste) Reaktionen des Kindes:
Schritt 3 Normalisieren der Nahrungsregulation	Sondennahrung in Portionen: (Menge jedes Mal verringern, wenn das Kind selbst etwas isst)	Wie viel: (Aufbau der Portionsverteilung) Reaktionen des Kindes:
	Orale Nahrung vor der Sondennahrung: (die geeignetsten Momente)	Wann: (Festlegen der Uhrzeit) Reaktionen des Kindes:
	Sondennahrung an die Familienmahlzeiten koppeln: (Erfahren verschiedener Aspekte einer normalen Mahlzeit: Geruch, Material, Tisch und Stuhl)	Wann: (Festlegen der Uhrzeit) Reaktionen des Kindes:
Schritt 4 Verhaltens-Ernährungsplan	Kleine Schritte im Aufbau der Ernährung: (Anzahl der ml/der Bissen, **nicht mehr,** um zu verhindern, dass immer aufgehört wird, wenn das Kind deutlich macht, dass es nicht mehr möchte!) Gebrauch von positiver Bestätigung	Ausgangsmenge: Reaktionen des Kindes: Der nächste Schritt: (Menge) Reaktionen des Kindes:

sich, den Mund zu öffnen, sie würgen oder übergeben sich. Manche Stimuli werden nicht wahrgenommen (Hyporesponsivität → der Sauger wird in den Mund gebracht, aber das Kind beginnt nicht zu saugen), andere Stimuli lösen zu viele Reaktionen aus (Hyperresponsivität oder taktile Abwehr → bei leichter Berührung der Lippen beginnt das Kind zu würgen). Diese Reaktionen werden oraler Verteidigungsmechanismus genannt. Beim Essen nimmt die Motorik eine wichtige Funktion ein, aber auch die Informationen vom und zum Gehirn spielen eine große Rolle. Bei der Ernährung durch die Sonde ist die Stimulation der sensorischen Rezeptoren im Mund nicht an das Schlucken, die Peristaltik der Speiseröhre, die Füllung des Magens und das Verschwinden des Hungergefühls gekoppelt. Im Laufe der Jahre wurde der Normalisierung der Responsivität des Mundbereiches immer mehr Aufmerksamkeit geschenkt, wenn über einen langen Zeitraum über die Sonde ernährt wurde. Dabei ist die Reihenfolge *Berührung – Geschmack – Substanz* im Mund besonders wichtig. Bei der Berührung müssen die Reaktionen des Kindes gut beobachtet werden, um keinen Stress oder Abwehrreaktionen auszulösen. Es gibt verschiedene Möglichkeiten zur Normalisierung der Responsivität im Mundbereich. Nach einer gründlichen Beobachtung der Schwierigkeiten, die das Kind hat, kann man am besten eine bestimmte Methode wählen. Dabei kann es sich um taktile Abwehr, Hyperresponsivität oder Hyporesponsivität handeln.

Auch die Kommunikation darf während der Ausführung des Plans nicht vernachlässigt werden. Eltern müssen häufig eher lernen, ihr Kind zu beobachten, als dass sie mit ihrem Kind Mundbewegungen und das Füttern üben müssen.
Die Gewöhnung an unterschiedliche Stimuli im Mundbereich kann einige Wochen bis Monate dauern, abhängig von dem Alter und der Problematik des Kindes. Im Laufe dieser Phase kann man dem Kind verschiedene Geschmacksrichtungen anbieten. Die Erfahrung hat uns gelehrt, dass Kinder, die wenig orale Nahrung erhalten haben, am besten Nahrung mit wenig Geschmack (z. B. lauwarmes Wasser) vertragen, wahrscheinlich weil dies dem Speichel am meisten ähnelt. Da es hierbei immer um die Gewöhnung an den Geschmack geht, kann die Nahrung am besten über den Finger angeboten werden.
Der Geschmacksaufbau sollte folgende Reihenfolge einhalten, die eventuell an die Reaktionen des Kindes angepasst werden kann. Des Weiteren sollte man mit einer Ernährungsberaterin Rücksprache halten, die angeben kann, was am besten mit Sondennahrung kombiniert werden kann und welche Nahrungsmittel gut für den Magen und den Darm des betreffenden Kindes sind.

- Wasser/Sondennahrung;
- Wasser mit z. B. Apfelsaft oder Limonade;
- Milch;
- Obsthäppchen, eventuell mit Wasser verdünnt, die Zufügung von Banane macht den Geschmack meist sanfter;

- Gemüsehäppchen, Möhren oder Bohnen, eventuell verdünnt mit Wasser;
- Obst, Gemüse mit stärkerem Geschmack (z. B. Orange, Blumenkohl, Spinat, Rote Beete);
- Joghurt.

Wenn sich das Kind an einige Geschmacksrichtungen gewöhnt hat, kann die Menge durch das Füttern von kleinen Portionen erhöht werden. Abhängig von der Problematik und dem Alter des Kindes können diese mit einer Flasche, einem Löffel oder einem Becher angeboten werden. Vom Füttern mit einer Spritze muss in erster Linie abgeraten werden, da eventuell negative Erfahrungen beim Kind entstehen können. Außerdem ist es besser, das Kind direkt an normales Essen zu gewöhnen. Bei Kindern, die einen starken Würgreflex zeigen, wenn die Nahrung auf die Zunge kommt, muss die Nahrung manchmal doch mit einer Spritze in die Wangentasche gegeben werden. Hierfür können flexible Pipetten benutzt werden. Diese sind weich und können leicht in die Wangentasche gebracht werden, wodurch sie besser vertragen werden.
Zum Aufbau der Konsistenz (von flüssig nach fest) kann die Tabelle genutzt werden, die in Kapitel 2 (S. 30) aufgeführt ist.

Tabelle 3: Normalisierung der Sensibilität

Was	Wie	Vor- und Nachteile
Prefeeding Stimulation Program on Preterm Infants (P. Gaebler, J. R. Hanzlik) Ziel: die Erhöhung der Menge der Flaschennahrung bei Frühchen, die Sondennahrung erhalten	- Nach einem festgelegten Massageprotokoll werden am Hals, im Nacken, an Schultern und im Rücken Stimuli angeboten. - Nach einem festgelegten oralmotorischen Stimulationsprotokoll werden Massagen gegeben und kräftiger Druck um und im Mund ausgeübt.	Die Massagen werden vor dem Füttern gegeben, aber es besteht kein deutlicher Zusammenhang zwischen dem Anbieten von Stimuli im Mundbereich und dem Schlucken und der Atmung.
‚Mondspelletjes' Ziel: die normale Entwicklung der Mundmotorik zu stimulieren	- Während der Gabe von Sondennahrung werden allerlei Erfahrungen angeboten, sowohl motorisch als auch sensorisch (z. B. das Saugen auf dem kleinen Finger oder auf dem Schnuller). - Es wird mit dem Kind gesprochen, wenn Stimuli angeboten werden. - Eine Hand wird auf den Bauch des Kindes gelegt, während es am Schnuller saugt, was ein warmes Gefühl verursacht.	Es ist ein sehr variierendes Stimuliangebot, wobei Sondennahrung und mundmotorische Erfahrungen miteinander kombiniert werden. Allerlei Stimuli werden angeboten, unabhängig von eventuell bemerkten Problemen.
Mundbehandlung nach Mueller (NDT) Ziel: das Fördern der Relation/Kopplung zwischen sensorischen Stimuli und motorischer Reaktion (schlucken). Entwickelt für Kinder mit einer Hirnschädigung (Kinder mit Zerebralparese), um die Sensibilität und die pathologischen Reflexe im Mundbereich zu normalisieren und den Speichelfluss zu vermindern.	- Einmal täglich, am besten vor dem Füttern. - Das Zahnfleisch und der Gaumen werden in einer bestimmten Reihenfolge massiert, danach wird auf das Schlucken gewartet oder dieses stimuliert. - Eine gute Ausgangshaltung und die Mundkontrolle sind wichtige Bestandteile der Behandlung.	Es wird eine deutliche Kopplung zwischen dem angebotenen Stimulus im Mund und dem Schlucken gemacht. Es werden keine anderen Materialien, Geschmacksrichtungen oder Substanzen angeboten außer dem Finger des Versorgers.

Was	Wie	Vor- und Nachteile
Zähneputzen in einer bestimmten Reihenfolge (NDT)	- Aus einer guten Ausgangshaltung heraus werden die Zähne geputzt. - Es wird vom unsensibelsten zum sensibelsten Teil des Mundes geputzt (siehe Beschreibung in Kapitel 11). - Durch diesen Aufbau erhält das Kind die Möglichkeit, sich an den Stimulus zu gewöhnen und darauf zu reagieren (‚adaptive response').	Das Zähneputzen kann ganz leicht in die tägliche Versorgung mit einbezogen werden. Durch den Aufbau akzeptieren Kinder leichter die Stimulation im Mund. Eine genaue Instruktion der Versorger ist wichtig, um negative Erfahrungen zu verhindern.
Stimulation mit Fingerzahnbürste, einem Putzlernstift oder Kauschlauch	- Mithilfe der verschiedenen Materialien wird der Mundbereich stimuliert. - Bei Kindern mit einer Hyporesponsivität wird lange andauernde Stimulation mit leichtem Druck gegeben, so dass das Kind reagieren kann. - Bei Kindern mit einer Hyperresponsivität wird die Stimulation mit kräftigem Druck gegeben, um das Kind zwar an die Stimulation zu gewöhnen aber nicht zu viel zu stimulieren. - Nach der Stimulation erhält das Kind jedes Mal die Gelegenheit zu schlucken, um die Kopplung zwischen dem Stimulus und der motorischen Reaktion zu erreichen.	Auch bei Kindern, die noch keine orale Nahrung vertragen, kann an der oralen Stimulation und am Schlucken gearbeitet werden. Eine sorgfältige Begleitung ist wichtig, um zu viel Stimulation (und dadurch z. B. häufiges Würgen) zu verhindern.

Schritt 2 Normalisieren der Mundmotorik während des Essens und Trinkens

Die Normalisierung der Mundmotorik ist ein Schritt, der gleichzeitig mit oder im Laufe des ersten Schrittes begonnen werden kann. Bevor man mit dem ersten Schritt des Plans beginnt, muss man schon sichergestellt haben, dass das Kind sicher schlucken kann. In dieser Phase geht es um die Qualität und die Effektivität des Schluckens. Die Beobachtung des Schluckens ist dazu da, um ein gutes Bild von den Fähigkeiten des Kindes und der Qualität des Schluckens zu bekommen. Die folgenden Punkte können bei der Beobachtung mit einbezogen werden:

- Schluckt das Kind Speichel? Besteht Speichelfluss bei bestimmten Aktivitäten?
- Schluckt das Kind die angebotenen kleinen Mengen Nahrung (Geschmacksaufbau bei Schritt 1) leicht hinunter? Kann es dies, ohne sich zu verschlucken?

- Schluckt das Kind bei der Stimulation durch die eigenen Hände, den Schnuller oder das Spielzeug im Mund?
- Bei älteren Kindern kann man ausprobieren, ob sie auf Verlangen schlucken können.

Die Beobachtung des Saugens kann sinnvoll sein, falls erwogen wird, Flaschennahrung anzubieten. Im Allgemeinen probiert man dies bei Kindern bis zu 9 Monaten. Die folgenden Punkte können bei der Beobachtung genutzt werden:

- Saugt das Kind am Schnuller? Wie ist die Saugkraft? Weil beim Saugen am Schnuller wenig geschluckt werden muss, sagt das meistens nichts über die Fähigkeit aus, aus der Flasche zu trinken.
- Saugt das Kind an den eigenen Fingern oder den Fingern des Versorgers?
- Wie ist der Saugrhythmus? Kann das Kind Saugen, Schlucken und Atmen aufeinander folgen lassen?

Die Beobachtung des Kauens und der Zungenbewegungen kann Informationen über die Auf- und Abbewegung des Kiefers zur Vorbereitung des Essens von fester Nahrung liefern. Die folgenden Punkte können zur Beobachtung herangezogen werden:

- Macht das Kind Kau- oder Beißbewegungen, wenn bei der Untersuchung des Mundes ein leichter Druck im Mund oder auf die Kieferränder gegeben wird?
- Können z. B. mit einem Putzlernstift Kaubewegungen ausgelöst werden? Die Bewegungen der Zunge und des Kiefers (lateral und vor- und rückwärts) können dabei beobachtet werden.

Abhängig von den Beobachtungen, die man gemacht hat, kann man sich dazu entscheiden, das Schlucken, das Saugen oder Kaubewegungen zu üben, ohne dass dies an Nahrung gekoppelt wird. Der Vorteil hiervon kann sein, dass Eltern und Kind Möglichkeiten (und Grenzen) der Mundmotorik entdecken.

Schritt 3 Normalisierung der Nahrungsregulation

Ein wichtiger Bestandteil des Lernens von Essen und Trinken ist die Entwicklung des Hungergefühls. Bei Kindern, die über einen langen Zeitraum Sondennahrung erhalten, ist dies ein großes Problem. Man kann die Entwicklung des Hungergefühls unterstützen, indem man die Sondennahrung in größeren Portionen mit einem langen Zeitraum dazwischen anbietet. Das Hungergefühl kann auch dadurch stimuliert werden, indem man die erste Sondennahrung des Tages auf eine kleine Menge (z. B. 75 bis 100 ml) begrenzt. Dies muss natürlich immer in Rücksprache mit dem behandelnden Arzt passieren. Ein zusätzlicher Vorteil kann sein, dass auch das Spucken abnimmt, das oft bei Kindern, die lange über die Sonde ernährt wurden, beobachtet werden kann.

Die orale Nahrung (wie wenig auch immer) muss immer vor der Sondennahrung gegeben werden, sowohl wegen des Hungergefühls als auch um Übergeben zu verhindern. Das Koppeln des Fütterns an die Familienmahlzeiten ist einer der wichtigsten Bestandteile dieses Schrittes:

- Das Füttern des Kindes (auch wenn es nur ein paar Tröpfchen Wasser sind) wird an die gemeinsamen Mahlzeiten gekoppelt. Hierdurch ist es keine Übung.
- Die anderen essen und trinken zu sehen, wirkt stimulierend, außer, es wird zu viel Druck ausgeübt.
- Der Geruch des warmen Essens, der (gedeckte) Tisch, das Besteck und der Stuhl, in dem das Kind sitzt, gehören zur normalen Mahlzeit. Dabeizusitzen gibt dem Kind die Gelegenheit, sich daran zu gewöhnen.

Schritt 4 Verhaltens-Ernährungsplan

Letztendlich muss eine bestimmte Menge oraler Nahrung gegessen werden. In diesem Schritt scheint es oft schwierig zu sein, nicht zu schnell voranzugehen, und Eltern müssen häufig gebremst werden, damit sie nicht zu viel Nahrung geben. Darum ist es wichtig, mit den Eltern eine maximale Anzahl Bissen abzusprechen. Das Ziel ist, zu verhindern, dass erst dann mit dem Füttern aufgehört wird, wenn das Kind die Nahrung verweigert oder wenn es zu weinen beginnt. Es besteht sicherlich die Gefahr, dass dies zur Gewohnheit werden kann.

Die Anzahl der Bissen wird langsam aufgebaut. Da die orale Nahrung immer vor der Sondennahrung gegeben wird, kann die Menge der oralen Nahrung von der Menge der Sondennahrung abgezogen werden. Auf diese Weise wird die Sondennahrung langsam durch die orale Nahrung ersetzt. In der Literatur wird meist geraten, mit der Ernährung über die Sonde aufzuhören, wenn 75 % der Nahrung oral aufgenommen werden. Auch wird meist die Sondennahrung mit Wasser vermischt, um die Kalorienzahl zu vermindern, so dass das Hungergefühl stimuliert wird. Hierbei kann man einen Ernährungsberater einschalten.

Es sollte klar sein, dass es eher einen negativen Effekt hat, Druck auf das Kind auszuüben. Eine neutrale Lagerung hat meistens den besten Effekt, da das Essen dadurch nicht zu sehr betont wird. Wenn man das Kind zu sehr für das Essen belohnt, kann es den Eindruck gewinnen, dass Essen etwas sehr Schwieriges ist oder nicht schön.

Dieser letzte Schritt im ganzen Prozess ist häufig langwierig und für die Eltern sehr mühsam, da von ihnen viel Geduld und Durchsetzungsvermögen gefordert wird. Dann ist es wichtig, die Eltern zu unterstützen und regelmäßig neue Schritte zu unternehmen.

Kasus
Joke hat das VCF-Syndrom (velo-kardio-faziales Syndrom). Sie hatte Probleme mit dem Herzen und wurde schon im Alter von drei Monaten operiert. Zusätzlich bestand eine Gaumenspalte. In den ersten Lebensmonaten trank sie nur kleine Mengen aus der Flasche, wahrscheinlich weil sie nicht genügend Kondition hatte, um mehr zu trinken und weil sie durch die Gaumenspalte Schwierigkeiten mit dem Saugen hatte. Während ihres ersten Lebensjahres erhielt sie durchgehend Sondennahrung; kleine Mengen Wasser und Gemüse wurden ihr mit dem Löffel angeboten. Als sie ein Jahr alt wurde, wurde die Gaumenspalte geschlossen. Nach zwei Wochen wurde mit dem vierten Schritt des Plans begonnen (nach Rücksprache mit dem Kinderarzt, der wöchentlich ihr Gewicht kontrollierte).
Die erste Sondennahrung enthielt nur noch 75 ml anstelle von 175 ml. Danach erhielt sie drei Bissen Gemüse oder Brei vor jeder Sondennahrung. Dies wurde in den folgenden Wochen ausgeweitet zu 50 ml pro Mahlzeit. Diese Menge wurde von der Sondennahrung abgezogen. Als sie ungefähr 75 ml pro Mahlzeit aß, wurde auch die zweite Mahlzeit nicht mehr durch die Sondennahrung ergänzt. Das Ergebnis war, dass sie im Laufe des Tages immer mehr selbst aß. Infolgedessen konnte nach acht Wochen die Sonde entfernt werden, da sie die Nahrung nun gänzlich aß.

14 | Das Verhalten von Kindern mit Fütterstörungen

In den Kapiteln über die normale Entwicklung und die Elternberatung wurde die Interaktion beim Füttern schon besprochen. Wenn beim Essen und Trinken Probleme bestehen, beeinflusst das häufig das interaktive Verhalten der Versorger und des Kindes. In der Praxis bedeutet dies, dass viele Fütterstörungen eine Verhaltenskomponente umfassen. Die Frage ist dann, wo der Schwerpunkt der Begleitung liegen sollte und auf welche Art begleitet werden sollte. In diesem Kapitel wird das Verhalten bei Fütterstörungen besprochen. Zusätzlich werden Therapiemöglichkeiten und die Möglichkeiten eines interdisziplinären Ess- oder Ernährungsteams besprochen.

14.1 Verhaltensstörungen und Fütterstörungen

Die Erfahrung lehrt uns, dass fast alle Fütterstörungen bei jungen Kindern durch eine organische Störung (anatomisch, Herz oder Lunge, Magen-Darmtrakt) oder eine funktionelle Störung (motorisch oder sensorisch) verursacht werden. In Studien (Arvedson, 1997) zeigte sich, dass die Form der Verhaltensstörung sich ändert, abhängig von der Phase, in der sie entsteht.
In den ersten zwei Monaten ist vor allem das Weinen vor, während und nach dem Füttern ein großes Problem für die Eltern. In der Phase von zwei bis sechs Monaten macht das Kind wenig Augenkontakt während des Fütterns, es scheint es nicht zu genießen und spuckt viel oder würgt den Mageninhalt wieder hoch. In der Zeit von sechs bis 36 Monaten zeigt das Kind immer mehr Abwehr beim Füttern: Es wird wütend, abweisend oder weint während der Mahlzeiten, während es beim Spielen lieb und problemlos ist. Das Kind hat kein Interesse am Essen und scheint keinen Hunger zu haben. Manchmal verweigert es das Essen, indem es den Mund nicht öffnet, den Kopf wegdreht oder das Essen wieder ausspuckt. Wenn das Kind selbst essen darf, fängt es an, mit dem Essen zu spielen. Wenn es zum Essen gezwungen wird, beginnt es, sich zu übergeben oder würgt den Mageninhalt wieder hoch.
Dieses Verhalten verursacht Reaktionen bei den Eltern, die dann wieder Verhalten bei dem Kind auslösen. Für die Eltern ist es sehr schwierig, dies zu verändern, sie haben dann häufig die Hilfe von außerhalb nötig.

Kasus
Jelmer ist ein fast dreijähriger Junge, der von Geburt an an einer hochgradigen Form des Hautkrebses leidet. Von Beginn an hat er viele Chemotherapien erhalten. In diesen Perioden aß und trank er schlecht. Anfänglich gelang das Trinken in Phasen, in denen es ihm besser ging, einigermaßen, aber im Alter von acht Monaten wurde es immer schwieriger: Nach ein paar Bissen verweigerte er die Nahrung, und wenn die Eltern sich doch durchsetzten, begann er zu spucken. Im Laufe der ersten zwei Lebensjahre wurde das Hochwürgen von Mageninhalt zu einem Verhalten, mit dem er auf Verbote reagierte oder um seinen Willen durchzusetzen. Die Eltern reagierten so darauf, dass sie immer den Eimer bereitstehen hatten und ihm seinen Willen ließen. Auf diese Weise wurden Essen, Trinken und Übergeben ein täglich viele Male wiederkehrendes Ritual, bei dem logopädische Hilfe (Mundmotorik und sensorische Integration) allein nicht ausreichend war. Eine verhaltenstherapeutische Therapie war nach der Verbesserung der Mundfunktionen notwendig.

Auch Messer (Messer, Vos & Wolters, 1994) gibt an, dass die verschiedenen Formen der Fütterstörungen in Kombination mit Verhaltensstörungen ihre Ursache in körperlichen und funktionellen Problemen haben. Er unterscheidet dabei folgende Probleme:

- Eine Essaversion, bei der eine Abneigung gegen jegliche Nahrung besteht (im Gegensatz zur Nahrungsaversion, bei der eine Abneigung gegen das eine oder andere Nahrungsmittel besteht). Es besteht eine negative Kopplung zwischen den Problemen des Magens und dem Essen. Das kann bei Kindern vorkommen, die Infektionen erlebt haben oder bei Kindern mit einer Nahrungsmittelallergie oder Nahrungsmittelintoleranz.
- Eine Schluckangst, bei der die Probleme beim Atmen und die physische Mühe des Schluckens eine Rolle spielen. Die Angst vor dem Schlucken kann auch nach langwieriger Ernährung über die Sonde entstehen.
- Eine Schluckphobie, bei der eine negative Kopplung zwischen dem Essen und einer hochgradig traumatischen Erfahrung besteht, wie z. B. beim Verschlucken, wenn man fast erstickt, oder nach größeren Operationen im Mund- oder Halsbereich.

Bei älteren Kindern können chronische (Asthma, Diabetes, Stoffwechselkrankheiten oder Muskelerkrankungen) oder akute Erkrankungen (Tumore, Virusinfektionen oder Probleme nach Operationen) Fütterstörungen verursachen. Diese sind dann stark vom Grad der Störung und dem Maße, in dem die Erkrankung das körperliche Wohlbefinden und das Hungergefühl beeinflusst, abhängig. Erkrankungen, bei denen Kinder bestimmte Mengen Nahrung oder Nahrungsmittel erhalten müssen, können viel Druck auf die Ernährungssituation ausüben. Bei diesen Kindern kann eine Sonde eine gute Option sein, den Kindern (über einen kurzen Zeitraum) genügend Nahrung zukommen zu lassen. Diese bietet auch die

Möglichkeit, orale Nahrung weiterhin an positive Erfahrungen zu koppeln, wodurch die Kinder häufig schneller wieder normal essen.

Kasus
Sanne ist ein dreijähriges Mädchen mit einer Stoffwechselkrankheit, wegen der sie eine eiweißarme Diät einhalten muss. Wenn sie Fieber hatte oder sich aus einem anderen Grund nicht wohl fühlte, aß sie weniger. Hierdurch entstand eine Störung des Stoffwechsels, durch die zu viel Ammoniak in die Blutbahn geriet. Ihr wurde schlecht, sie war träge und müde. Essen ist die einzige Möglichkeit, diese Probleme zu lösen, aber das ist schwierig, da ihr schlecht ist. In dieser Zeit erhält sie dann Sondennahrung, damit sie genügend Kalorien aufnimmt. Wenn es ihr besser geht, wird ihr die Nahrung wieder oral angeboten. Auf diese Weise wird ihr die Nahrung nicht aufgezwungen und nicht an Übelkeit und Unwohlsein gekoppelt.

14.2 Therapiemöglichkeiten

Im Alter von sechs bis neun Monaten spielt das Verhalten während des Fütterns eine immer wichtigere Rolle. Dies spricht für eine frühe Intervention bei Fütterstörungen, um Schlimmeres zu verhindern. Für die Behandlung von Problemen bei der Ernährung ist es wichtig, nach den Ursachen zu schauen und zu bestimmen, ob der Schwerpunkt der Probleme auf der funktionellen Seite (Motorik oder Responsivität) oder im Verhalten liegt. Die Frage, die man sich hierbei stellen muss, lautet: Inwieweit beeinflusst das Verhalten das Essen? Eine ausführliche logopädische Untersuchung (siehe Kapitel 4) kann durch die folgenden Fragen ergänzt werden, um den Einfluss des Verhaltens des Kindes auf die Fütterstörung besser zu verstehen:

- Isst das Kind bei anderen Menschen besser? Dabei geht es dann nicht um das zufällige, einmalige bessere Essen, sondern um ein konsequent anderes Füttermuster bei anderen Versorgern.
- Wird das Kind unruhig oder aufgeregt, wenn Nahrung angeboten wird, wird es aber ruhig, wenn mit dem Füttern aufgehört wird? Bei einem physischen Problem (z. B. der Atmung) braucht das Kind häufig etwas mehr Zeit, um sich zu beruhigen.
- Isst das Kind unter bestimmten Umständen, aber nicht zu der normalen Zeit, zu der die Mahlzeiten angeboten werden?
- Isst das Kind nur, wenn es abgelenkt wird? Manche Kinder essen nur, wenn sie abgelenkt werden und verweigern die Nahrung, würgen oder husten, wenn die Aufmerksamkeit auf das Essen gelenkt wird.
- Isst das Kind nur bestimmte Nahrungsmittel und verweigert andere? Wenn das Kind nur weiche oder flüssige Nahrung isst, kann das durch schlechtes Kauvermögen oder durch Responsivitätsprobleme verursacht werden. Wenn

das Kind bestimmte feste Nahrungsmittel isst, aber andere feste Nahrungsmittel nicht, kann das mit dem Verhalten des Kindes zusammenhängen.

Der Aufbau der Behandlungen kann am besten der Reihenfolge medizinisch, logopädisch und verhaltenstherapeutisch folgen, wobei die verschiedenen Teile natürlich ineinander übergehen. Manchmal reicht es schon, wenn während der logopädischen Intervention ein paar pädagogische Ratschläge gegeben werden, um die Probleme zu lösen.

Bei jungen Kindern (0 bis drei Monate alt) kann das sein:
- Auf das Weinen reagieren und nur versuchsweise füttern.
- Keine Nahrung aufzwingen, aufhören, wenn das Kind genug hat.
- Ruhe während des Fütterns (kein Krach, nicht zu viel Licht, nicht schütteln).
- Das Füttern darf nicht länger als 30 bis 40 Minuten dauern.

Bei Kindern zwischen drei und neun Monaten:
- Auf Augenkontakt während des Fütterns reagieren, zusammen während des Fütterns Spaß erleben.
- Die Zusammenstellung der Nahrung und die Geschmacksrichtungen ändern.
- Dem Kind bei eigenen Aktivitäten während des Fütterns entgegenkommen, z. B. wenn das Kind gerader sitzen will oder sich selbst Nahrung in den Mund stecken will.
- Keine Nahrung aufzwingen.

Bei Kindern ab neun Monaten:
- Die Füttersituation von einer Zweiersituation zu einer Teilnahme an den Familienmahlzeiten verändern, bei denen das Kind nach und nach immer selbstständiger isst.
- Lassen Sie das Kind ruhig selbst essen.
- Das Tempo des Fütterns selbst bestimmen lassen und Vorlieben respektieren.
- Selbst das Essen entdecken lassen, eventuell mit den Händen.
- Während der Mahlzeiten ruhig reden, nicht mit Sprache überladen oder ablenken.

Kasus
Iris ist ein vierjähriges Mädchen, das in den letzten Jahren gegen akute Leukämie behandelt wurde. Während dieser Zeit hat sie Sondennahrung erhalten. Eine Woche nachdem sie aus dem Krankenhaus entlassen wurde, wurde die Sonde entfernt, wodurch sie selbst essen sollte. Nach drei Wochen nahmen die Eltern auf Anraten des Hausarztes Kontakt zu einer Logopädin auf, da das Essen kaum gelang. Die Eltern

haben schon alles versucht: Sie haben ihr ihr Lieblingsessen gemacht, haben sie abgelenkt, belohnt, gezwungen und bestraft, wenn sie nicht essen wollte. Nichts half. Bei der Untersuchung wurde deutlich, dass im Mundbereich keine erhöhte Responsivität bestand und auch die Motorik keine Probleme bereitete. Mit den Eltern wurde besprochen, was passiert, wenn sie sich auf diese Art mit dem Essen beschäftigen. Sowohl wenn sie Iris bestraften als auch wenn sie Iris belohnten, machten sie ihr deutlich, dass Essen keinen Spaß macht. Eine neutrale Haltung dem Essen gegenüber kann dieses Problem umgehen. Es wurde abgesprochen, dass Iris einen eigenen kleinen Tisch erhält, auf dem Essen und Trinken steht. Iris kann selbst das Tempo bestimmen, um auf ihr Hungergefühl zu reagieren. Nach einer Woche aß sie genug und saß wieder bei ihren Eltern am Tisch, um gemeinsam mit ihnen die Familienmahlzeiten einzunehmen.

Wenn im Laufe der Zeit die Verhaltensprobleme immer mehr in den Vordergrund treten, ist eine verhaltenstherapeutische Behandlung nötig. Diese kann ganz unterschiedlich gestaltet werden, abhängig von der Umgebung, in der sich das Kind befindet und behandelt wird (zu Hause, im Krankenhaus, in der Kindertagesstätte, in der Einrichtung für geistig Behinderte, im Rehabilitationszentrum), wird dies innerhalb eines bestehenden interdisziplinären Teams geschehen oder durch Menschen, die intensiv mit dem Kind und den Eltern zusammenarbeiten.

14.3 Die Arbeitsweise eines niederländischen interdisziplinären Ess- oder Ernährungsteams

In vielen Krankenhäusern in den Niederlanden bestehen Ernährungsteams, die sich in erster Linie mit der Begleitung der Ernährung von Erwachsenen beschäftigen. Im Laufe der Jahre wurden auch Teams gebildet, die sich mit der Begleitung von Kindern beschäftigen, die Probleme mit der Ernährung haben. Diese Teams werden in den Niederlanden meist Essteams genannt. Auch in Einrichtungen für geistig Behinderte oder in Rehabilitationszentren gibt es diese Teams. Sie bestehen meist aus einem Kinderarzt (oder Gastroenterologen), einem Ernährungsberater, einem Logopäden, einer spezialisierten Krankenschwester, einem Psychologen und/oder Heilpädagogen und manchmal einem Physiotherapeuten. Der Psychologe oder der Heilpädagoge wird vor allem das Verhalten des Kindes und die Interaktion zwischen Eltern und Kind untersuchen, um verschiedene Ausgangspunkte für die Behandlung zu haben. Diese Arbeitsweise kann sich pro Team unterscheiden:

- Ein Essteam in einem Krankenhaus zielt vor allem auf das Geben von Ratschlägen und verweist zu den nötigen Hilfeleistenden.
  Dieses Team bietet (poli)klinische Begleitung, wobei nach einer ausführlichen Behandlung der unterschiedlichen Disziplinen Ratschläge gegeben werden

und eventuell eine Behandlung außerhalb des Krankenhauses begonnen wird.

- Ein Essteam in einem Krankenhaus, das sich um die Behandlung von Fütterstörungen kümmert.
  Dieses Team bietet eine meist wöchentliche poliklinische Behandlung. Bei dieser Behandlung werden verhaltenstherapeutische Techniken genutzt wie Desensibilisierung, Belohnen des gewünschten Verhaltens und Negieren des ungewünschten Verhaltens. Wenn das Kind eine bestimmte Menge isst, wird der Transfer zur häuslichen Situation vorbereitet. Auch bestehen Essteams, die im Krankenhaus durch eine Hungerprovokation den Abbau der Sondennahrung begleiten.
- Ein Essteam in einer Einrichtung für geistig Behinderte.
  Dieses Team berät die Gruppenleitung über die verschiedenen Aspekte der Ernährung, besonders bei geistig Behinderten. Die Ratschläge und die Behandlung rund um die Mundmotorik, die Körperhaltung, die Nahrungszusammenstellung und die Umgebungsfaktoren bilden einen wichtigen Teil der Arbeit. Zusätzlich arbeitet ein Team manchmal direkt an den Verhaltensproblemen rund um die Ernährung. Hierfür werden verschiedene Techniken genutzt, z. B. verhaltenstherapeutische Techniken, die sich auf das Bestrafen und Belohnen richten oder die sich auf das Belohnen und Negieren von Verhalten richten. Da ein sehr konsequentes Verfahren bei diesen Kindern wünschenswert ist, wird meist entschieden, die Kinder für eine bestimmte Zeit in der Einrichtung aufzunehmen.
- Ein Essteam in einem Rehabilitationszentrum, in dem Kinder sowohl klinisch als auch poliklinisch behandelt werden (Moor, Maas, Didden, Gerven & Tolboom, 2004).
  Dieses Team behandelt die Probleme rund um die Ernährung, die speziell Kinder mit einem motorischen Handicap haben. Zusätzlich wird besonders an den Verhaltensproblemen bei der Ernährung im Hinblick auf einen Transfer zur häuslichen Situation gearbeitet.

Die Entstehung der Essteams betont nochmals die Wichtigkeit einer interdisziplinären Vorgehensweise bei Kindern mit Fütterstörungen. Um eine gründliche Diagnostik und Behandlung durchzuführen, werden innerhalb des Teams von allen Fachkräften die Kenntnis und die Erfahrung des eigenen Fachgebietes gefragt. Logopäden können innerhalb des Essteams aufgrund ihrer Kenntnisse auf dem Gebiet der Mundmotorik und der totalen Kommunikation einen wichtigen Beitrag liefern.

Auch in Deutschland bestehen Krankenhäuser und Zentren, die sich mit der Diagnostik und Behandlung von Kindern mit Fütterstörungen beschäftigen. Adressen und Informationen gibt die BZgA (Bundeszentrale für gesundheitliche Aufklärung), auch unter www.bzga-essstoerungen.de.

Glossar

APGAR-Zahl	ein Wertungssystem, bei dem die vitalen Funktionen (Herzfrequenz, Atmung, Hautfarbe, Muskeltonus und Stimulierbarkeit der Reflexe) von Neugeborenen jeweils 1, 5 und 10 Minuten nach der Geburt beurteilt werden. Pro Funktion kann ein Säugling 0, 1 oder 2 Punkte erhalten.
Apnoe	kurzes, vorübergehendes Aussetzen der Atmung
Aspiration	Eindringen von Feuchtigkeit in die Lunge
Baby-Wippstuhl	Stuhl für Kinder von 0 bis 9 Monaten, manchmal mit einer harten Rückenlehne, manchmal mit einer flexiblen Lehne
Bradykardie	abnormal verlangsamte Arbeit des Herzens mit einem Pulsschlag von weniger als 90 Schlägen pro Minute
dorsal	zum Rücken gehörend, in Richtung des Rückens
Dysmaturität	Geburt nach einer normalen Schwangerschaftsdauer, aber mit einem zu niedrigen Geburtsgewicht
Epiglottis	Kehldeckel; schließt während des Schluckens den Kehlkopf ab
Fazialisparese	Gesichtslähmung als Folge einer Beschädigung des Gesichtsnerves
Fistel	kanalförmiges Geschwür im Körperinneren oder bis zur Körperoberfläche
Glottis	Stimmapparat
Hyperresponsivität	zu viel Reaktion auf einen Stimulus
Hypertonie	zu hohe Muskelspannung
Hypopharynx	Schlundrachen
Hyporesponsivität	zu wenig Reaktion auf einen Stimulus
Hypothalamus	Kernzentrum im Kleinhirn
Hypotonie	zu niedrige Muskelspannung
inhibierte Haltung	Haltung, in der pathologische Bewegungen gebremst werden (NDT-Methode)
Inhibition	Bremsung (NDT-Methode)
kranial	in Richtung des Schädels
kortikal	mit Bezug zur Hirnrinde
Larynx	Kehlkopf
limbisches System	Gebiet um den Hirnstamm, das für die Funktionen des emotional-motorischen Verhaltens zuständig ist
Makroglossie	zu große Zunge

Mandibula	Unterkiefer
Maxi Cosi	vorgeformter Sitz für Kinder von 0 bis 9 Monaten, kann auf verschiedene Höhen eingestellt werden, wodurch das Kind mehr oder weniger gerade sitzen kann
Maxilla	Oberkiefer
Mikrognathie	zu kleiner Unterkiefer
Nasopharynx	Nasenrachen
NICU	neonatale intensive care unit, Krankenhausabteilung, in der Neugeborene, die viel Pflege und Bewachung benötigen, gepflegt werden
offener Biss	Zahnstellung, bei der eine Öffnung zwischen den Zähnen des Oberkiefers und den Zähnen des Unterkiefers besteht, wenn der Kiefer geschlossen ist
Oropharynx	Mundrachen
Ösophagus	Speiseröhre
Palatum	Harter Gaumen, vorderer Teil des Gaumens
Pharynx	Kehle; oberster Teil des Speiseverdauungsorgans, liegt zwischen Mundraum und Speiseröhre
Prämaturität	zu früh geboren; vor der 37. Woche der Schwangerschaft
propriozeptiv	Stimuli auffangen, die innerhalb des Körpers entstehen
postkonzeptuelles Alter	Alter des Neugeborenen seit der Befruchtung
postmenstruelles Alter	Alter des Neugeborenen seit der letzten Menstruation
Reflux	das Zurückfließen des Mageninhalts in die Speiseröhre
Responsivität	die Möglichkeit, auf einen Stimulus zu reagieren
Sensibilität	Empfindlichkeit
Still- und Laktationsberater	Sachverständige auf dem Gebiet des Stillens und der Muttermilch
Stridor	Geräusch bei der Einatmung durch Verengung der Luftwege
taktil	zum Tastsinn gehörig
Tetraplegie	Krankheit der vier Gliedmaßen, das bedeutet meist auch, dass der Kopf und der Rumpf mit angegriffen sind
Tonus	Muskelspannung
Trachea	Luftröhre

Tremor	fortdauerndes Zittern von einem oder mehreren Körperteilen
Überbiss	Zahnstellung, bei der die Zähne des Oberkiefers bei Schließung des Kiefers weit über den Zähnen des Unterkiefers stehen
Valleculae	kleine Gruben beim Kehldeckel
Velum	weicher Gaumen, hinterster Teil des Gaumens
Zerebralparese	Lähmung, die durch eine Hirnschädigung verursacht wird

| Literatur

Als, H., Butler, S., Kosta, S. & Mcanulty, G. (2005). The Assessment of Preterm Infants' Behavior (APIB): furthering the understanding and measurement of neurodevelopmental competence in preterm and full-term infants. Ment. Retard. Dev. Disabil. Res. Rev., 94-102.

Arvedson, J.C. (1997). Behavioral issues and implications with pediatric feeding disorders. Sem. Speech Lang., 18, 51-69.

Arvedson, J.C. (1998). Management of pediatric dysphagia. Otolaryngol. Clin. Orth Am., 31, 453-476.

Arvedson, J.C. & Brodsky, L. (1993). Pediatric Swallowing and Feeding. San Diego, California: Singular Publishing Group, Inc.

Ausems, H. (1993). Allergie in de familie. Harcourt Assessment BV.

Ayres, J. (1979). Sensory integration and the child. Western psychological Services.

Beyaert, L.V. & Jansonius-Schultheiss, K. (2001). Afwijkende mondgewoonten. (5 ed.) Acco Uitgeverij.

Bu'Lock, F., Woolridge, M.W. & Baum, J.D. (1990). Development of co-ordination of suckling, swallowing and breathing: ultrasound study of term and preterm infants. Dev. Med. Child Neurol., 32, 669-678.

Cherney, L.R. (1994). Clinical Management of Dysphagia in Adults and Children. Gaithersburg, Maryland: Aspen Publishers, Inc.

Costa, S.P. d. & Berg, H. v. d. (1995). De vroege ontwikkeling in handen. Adviezen voor de omgang met te vroeg geboren baby's. Houten: Bohn Stafleu van Loghum.

D'Hondt, M. De (1991). Sensorische integratie. Tijdschrift voor de Belgische Vereniging voor Infantiele Encephalopathie.

Dun, K.M. van (1995). Het voelen gevoeld en gevoed. Keypoint, december, 7-12.

Engel-Hoek, L. van den (2005). Down syndroom en slikken. Logopedie en Foniatrie, 12, 374-379.

Fischer-Brandies, H., Avalle, C., Renner, B. & Schmidt, R.G. (1984). [Early functional orthodontic treatment of orofacial developmental disorders in children with Down's syndrome]. Monatsschr. Kinderheilkd., 132, 620-621.

Geluk, A. & Boode, W. d. (2005). Vroeg geboren. Lifetime.

Gerven, M. van & Engel-Hoek, L. van den (2002). Logopedische diagnostiek van zuigen en slikken bij jonge kinderen. Logopedie en Foniatrie, 3, 71-75.

Gisel, E.G. (1991). Effect of food texture on the development of chewing of children between six months and two years of age. Dev. Med. Child Neurol., 33, 69-79.

Hadders-Algra, M. (1998). De beoordeling van spontane motoriek bij jonge baby's: een doeltreffende methode voor de opsporing van hersenfunctiestoornissen. Nederlands Tijdschrift voor Geneeskunde, April, 141.

Hadders-Algra, M. & Dirks, T. (2000). De motorische ontwikkeling van de zuigeling. Houten: Bohn Stafleu van Loghum.

Hellinga-van der Wees, I. (1998). Borstvoeding bij de premature baby. Tijdschrift voor Verpleegkundigen, 182-187.

Herman, M.J. (1991). Comprehensive Assessment of Oral-Motor Dysfunction in Failure-to-thrive infants. The Transdisciplinary Journal, 1, 109-123.

Hopman, E., Csizmadia, C.G., Bastiani, W.F., Engels, Q.M., de Graaf, E.A., le, C.S. et al. (1998). Eating habits of young children with Down syndrome in the Netherlands:adequate nutrient intakes but delayed introduction of solid food. J. Am. Diet. Assoc., 98, 790-794.

Hulsbergen, M.H., Bosman, D.K., Mathus-Vliegen, E.M., Aronson, D.C., Derkx, H.H. & Taminiau, J.A. (2000). [Percutaneous endoscopic gastrostomy in children with psychomotor retardation; less complaints and not as stressful]. Ned. Tijdschr. Geneeskd., 144, 324-327.

Hulst, K. van, Jongerius, P.H., Rotteveel, P.P. & Godschalk, C.G.J. (2002). Speekselverlies bij kinderen met Cerebrale Parese. Logopedie and Foniatrie, 3, 60-65.

Ingram, T.T.S. (1962). Clinical significance of the infantile reflexes. Developmental medicine and child Neurology, 4, 159-169.

Iskander, A. & Sanders, I. (2003). Morphological comparison between neonatal and adult human tongues. Ann. Otol. Rhinol. Laryngol., 112, 768-776.

Jongerius, P.H., van, H.K., van den Hoogen, F.J. & Rotteveel, J.J. (2005). The treatment of posterior drooling by botulinum toxin in a child with cerebral plasy. J. Pediatr. Gastroenterol. Nutr., 41, 351-353.

Koenig, J.S., Davies, A.M. & Thach, B.T. (1990). Coordination of breathing, sucking and swallowing during bottle feedings in human infants. J. Appl. Physiol, 69, 1623-1629.

Lang, S. (1994). Cupfeeding. An Alternative method. Midwives Chronicle And Nursing Notes, may, 171-177.

Manolson, A. (1996). Praten doe je met z'n tweeen. Utrecht: NIZW Uitgeverij.

Messer, A.P., Vos, I.d. & Wolters, W.H.G. (1994). Eetproblemen bij kinderen en adolescenten. Baarn: Ambo BV.

Mizuno, K. & Ueda, A. (2003). The maturation and coordination of sucking, swallowing and respiration in preterm infants. J. Pediatr. 142, 36-40.

Moor, J.d., Maas, A. Didden, R., Gerven, M.v. & Tolboom, J. (2004). De behandling van eet- en drinkproblemen bij jonge kinderen met een lichamelijke of meervoudige handicap. Utrecht: BOSK.

Morris, K.M. & Burns, Y.R. (1994). Reduction of craniofacial and palatal narrowing in very low birthweight infants. J Paediatr. Child Health, 30, 518-522.

Newman, B. & Bender, T.M. (1997). Esophageal atresia/tracheoesophageal fistula and associated congenital esophageal stenosis. Pediatr. Radiol., 27, 530-534.

Newman, L.A., Cleveland, R.H., Blickman, J.G., Hillman, R.E. & Jaramillo, D. (1991). Videofluoroscopic analysis of infant swallow. Invest Radiol., 26, 870-873.

Palmer, M.M., Crawley, K. & Blanco, I.A. (1993a). Neonatal Oral-Motor Assessment scale: a reliability study. J. Perinatol., 13, 28-35.

Palmer, M.M. and Heymans, M.B. (1993b). Assessment and treatment of sensory-versus motorbased feeding problems in very young children. Infants and Young Children, 168-173.

Parham, L.D. & Mailloux, Z. (1996). Sensory Integration. In: J. Case-Smith & A.S. Allen (Eds.), Occupational Therapy with Children. Mosby Company.

Rommel, N., Bellon, E., Hermans, R., Smet, M., De Meyer, A.M., Feenstra, L. et al. (2003). Development of the orohypopharyngeal cavity in normal infants and young children. Cleft Palate Craniofac. J., 40, 606-611.

Rudolph, C.D. (1994). Feeding disorders in infants and children. J. Pediatr., 125, 116-124.

Schauster, H. & Dwyer, J. (1996). Transition from tube feeding to feedings by mouth in children, preventing eating dysfunction. Journal of the American Dietetic Association, March, 277-281.

Spieker, P. (1999). Sondevoeding thuis. Verpleegkunde News, 5, 19.

Stevenson, R.D. & Allaire, J.H. (1991). The development of normal feeding and swallowing. Pediatr. Clin. North Am., 38, 1439-1453.

Van De Heyning, P.H., Marquet, J.F. & Creten, W.L. (1980). Drooling in children with cerebral palsy. Acta Otorhinolaryngol. Belg., 34, 691-705.

Vlieg-Boerstra, B.J. & Melse-Velema, P.A. (1998). Dietistische begeleiding bij stagnerende introductie van bijvoeding bij jonge kinderen. Nederlands tijdschrift Dietisten, 228-232.

Weber, F., Woolridge, M.W. & Baum, J.D. (1986). An ultrasonographic study of the organisation of sucking and swallowing by newborn infants. Dev. Med. Child Neurol., 28, 19-24.

Wielenga, J. & Flierman, A. (1998). Landelijke pijnwerkgroep NICU's. Tijdschrift voor Verpleegkundigen, 17, 528-530.

Winckel, M.A.J.M.v. & D'Hondt, M.d. (2000). Het gastro-intestinale systeem en voedings- en eetproblemen bij jonge kinderen. In: D.M. Seys, J.H.M. Rensen & M.H.J. Obbink (Eds.), Behandelstrategieen bij jonge kinderen met eet- en voedingsproblemen, 13-27. Houten: Bohn Stafleu van Loghum.

| Adressen für Informationen und nützliche Links

La Leche Liga Deutschland e.V.
Gemeinnützige Organisation zur Stillberatung.
Kontaktadressen gibt es im Internet nach Postleitzahlen sortiert.
www.lalecheliga.de

Berufsverband deutscher Laktationsberaterinnen IBCLC e.V. (BDL)
Hildesheimer Str. 124 E
30880 Laazen
www.bdl-stillen.de

www.cleftnet.de
Internetportal für Sprachtherapeuten, Eltern und Ärzte im Bereich Lippen-Kiefer-Gaumen-Spalte

Arbeitskreis Down-Syndrom e. V.
Gadderbaumer Straße 28
33602 Bielefeld

Bundesvereinigung Lebenshilfe für Menschen mit geistiger Behinderung
Raiffeisenstraße 18
35043 Marburg

Vereinigung der Bobath-Therapeuten Deutschlands e. V.
Andrea Bold, Sekretärin
Theresenstr. 5
D-28203 Bremen
www.bobath-vereinigung.de
u. a. für Bobath-Fortbildungen, Mitglieder-Verzeichnis etc.

Bundeszentrale für gesundheitliche Aufklärung
Referat 1-14
Postfach 910152
51071 Köln
www.bzga-essstoerungen.de

| Adressen für Materialien

Becher

- Becher von Tupperware mit einem weiten Rand (zu beziehen über Tupperware, am besten mehrere auf einmal bestellen)
- Medizinbecher mit Deckel sind in der Apotheke oder im Internet erhältlich
- Schnabeltassen und Becher mit Ventilen sind im Babyfachmarkt erhältlich
- Eine Flasche mit einem Strohhalm ist im Haushaltswarengeschäft erhältlich

Flaschen

- AVENT-Sauger und Flaschen sind im Babyfachhandel, in Drogerien und Apotheken erhältlich. Im Internet ist eine Auflistung aller Partner-Apotheken zu finden, nach Postleitzahlen sortiert. Des Weiteren findet man dort Informationen über die Produkte. www.avent.de
- Dodie-Sauger und Flaschen sind im Internet in verschiedenen Onlineshops zu bestellen
- Kiefergerecht geformte Sauger sind von verschiedenen Herstellern (z. B. von NUK) im Babyfachmarkt, in Drogerien und in Apotheken erhältlich
- Der SpecialNeeds Sauger (Medela) ist in Apotheken oder über das Internet erhältlich

Kauschläuche

- Kauschläuche sind bei Prolog in zwei verschiedenen Wandstärken zu bestellen, www.prolog-shop.de

Löffel

- Kunststofflöffel, z. B. Easy Learning Fütterlöffel von NUK, im Babyfachmarkt, der Drogerie oder der Apotheke
- Flexible Löffel von verschiedenen Herstellern im Babyfachmarkt

Material für das Cupfeeding

- Der SoftCup von Medela ist in Apotheken erhältlich

Material für das Saugtraining

- Der Fingerfeeder von Medela ist in Apotheken erhältlich
- Die Monoject Spritze ist in Apotheken erhältlich

Strohhalme

- Kugelstrohhalme sind in zwei Größen bei der Firma Vihome aus den Niederlanden erhältlich unter der Telefonnummer 00 31/0 33-2 47 44 44

Zahnbürsten

- Ein Zahnpflege-Lernset mit einem Putzlernstift und dem Putztrainer von der Firma NUK ist im Babyfachmarkt, in der Drogerie oder der Apotheke erhältlich
- Die Fingerzahnbürste ist in Apotheken erhältlich und in manchen Drogerien

Stichwortverzeichnis